RECHERCHES CLINIQUES

SUR L'EMPLOI DU

SESQUIBROMURE DE FER

CONTRE

LA SPERMATORRHÉE

PAR LE

Dr A. HECQUET

MÉDECIN ADJOINT DE L'HOSPICE D'AMIENS

Lauréat de la Société médicale d'Amiens (médaille d'or),
Lauréat du Comité consultatif d'hygiène publique de Paris (médaille d'or),
Membre du Conseil d'hygiène du département de la Somme,
Inspecteur des pharmacies, Membre de plusieurs sociétés savantes, etc.

> S'il ne s'agissait que de resserrer et de fortifier un bien de ranimer et d'affaiblir les organes génitaux, la guérison serait assurée et même très-prompte, mais il faut songer qu'on fait désarmer par des agents qui augmentent par leur sensibilité, et calmer par irritation, tout étant user leur énergie.
>
> (LALLEMAND, *Traité des pertes séminales*, t. III, p. 11.)

PARIS

A. DELAHAYE, LIBRAIRE-ÉDITEUR

PLACE DE L'ÉCOLE DE MÉDECINE

1877

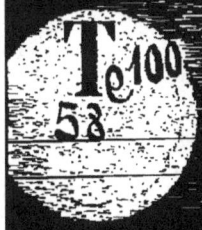

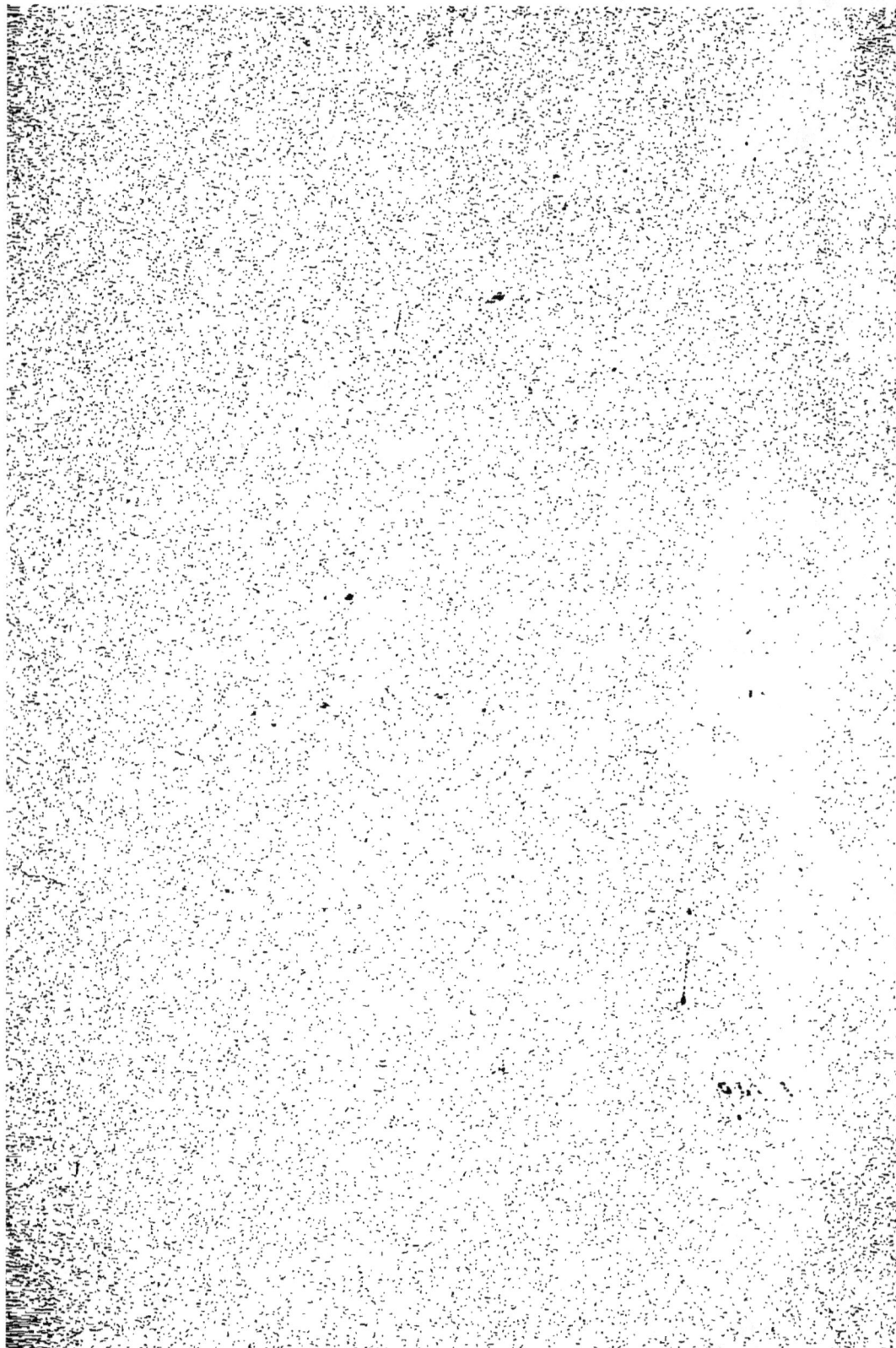

RECHERCHES CLINIQUES

SUR L'EMPLOI DU

SESQUIBROMURE DE FER

CONTRE

LA SPERMATORRHÉE

276. — ABBEVILLE. — TYP. ET STÉR. GUSTAVE RETAUX.

RECHERCHES CLINIQUES

SUR L'EMPLOI DU

SESQUIBROMURE DE FER

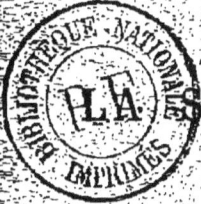

CONTRE

LA SPERMATORRHÉE

PAR LE

Dʳ A. HECQUET

MÉDECIN ADJOINT DE L'HOSPICE D'ABBEVILLE

Lauréat de la Société médicale d'Amiens (médaille d'or).
Lauréat du Comité consultatif d'hygiène publique de Paris (médaille d'or).
Membre du Conseil d'hygiène du département de la Somme.
Inspecteur des pharmacies. Membre de plusieurs sociétés savantes, etc.

> S'il ne s'agissait que de resserrer et de forti-
> fier, ou bien de calmer et d'adoucir les organes
> génitaux, la guérison serait assurée et même
> très-prompte, mais il faut donner du ton aux
> tissus par des agents qui n'augmentent pas leur
> sensibilité, et calmer leur irritation sans dimi-
> nuer leur énergie.
> (LALLEMAND, *Traité des pertes séminales*,
> t III, p. 391.)

PARIS

A. DELAHAYE, LIBRAIRE-ÉDITEUR

PLACE DE L'ÉCOLE DE MÉDECINE

—

1877

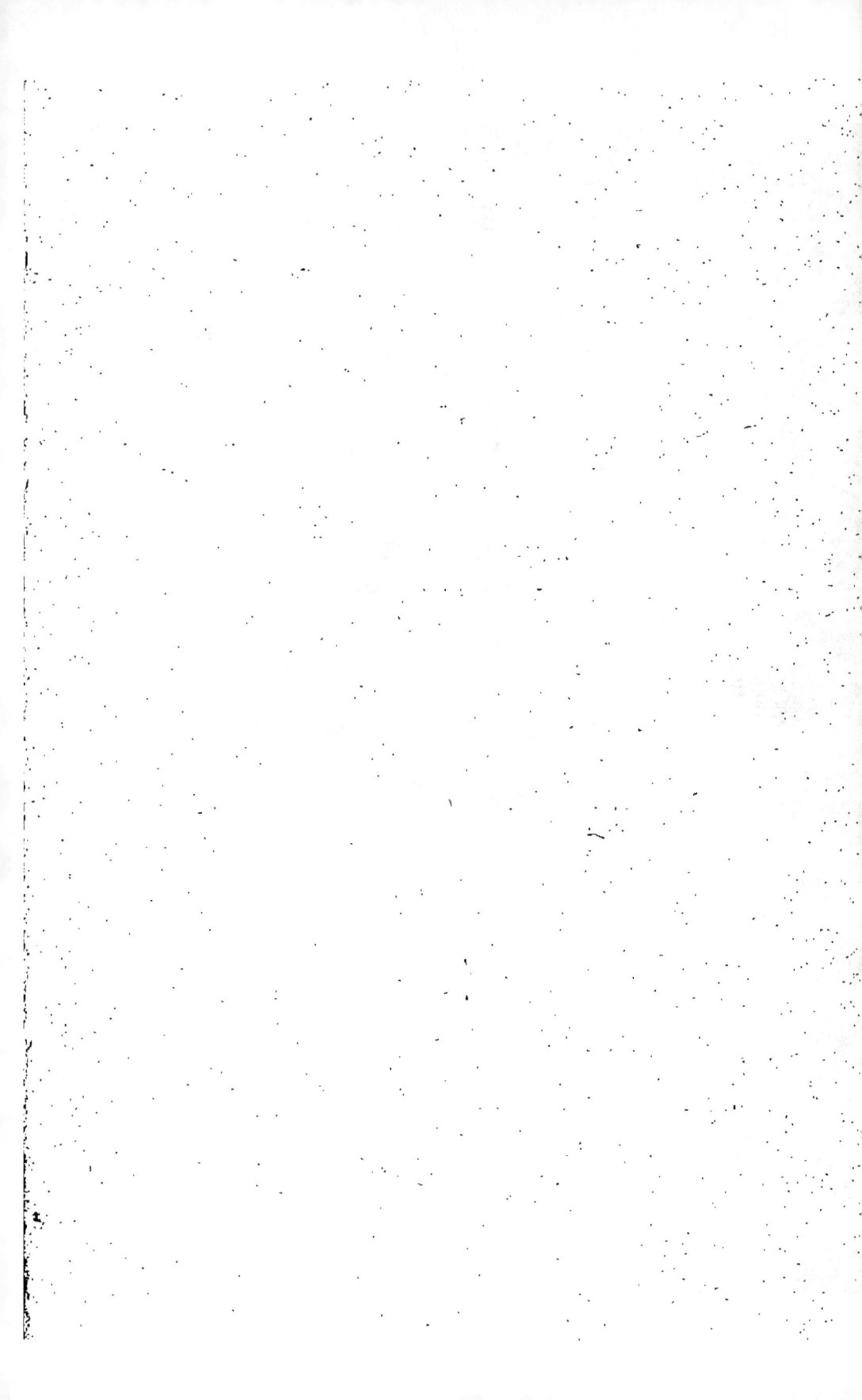

A LA MÉMOIRE

DE

FRÉDÉRIC DUBOIS (d'Amiens),

Ancien secrétaire perpétuel de l'Académie nationale de médecine de Paris.

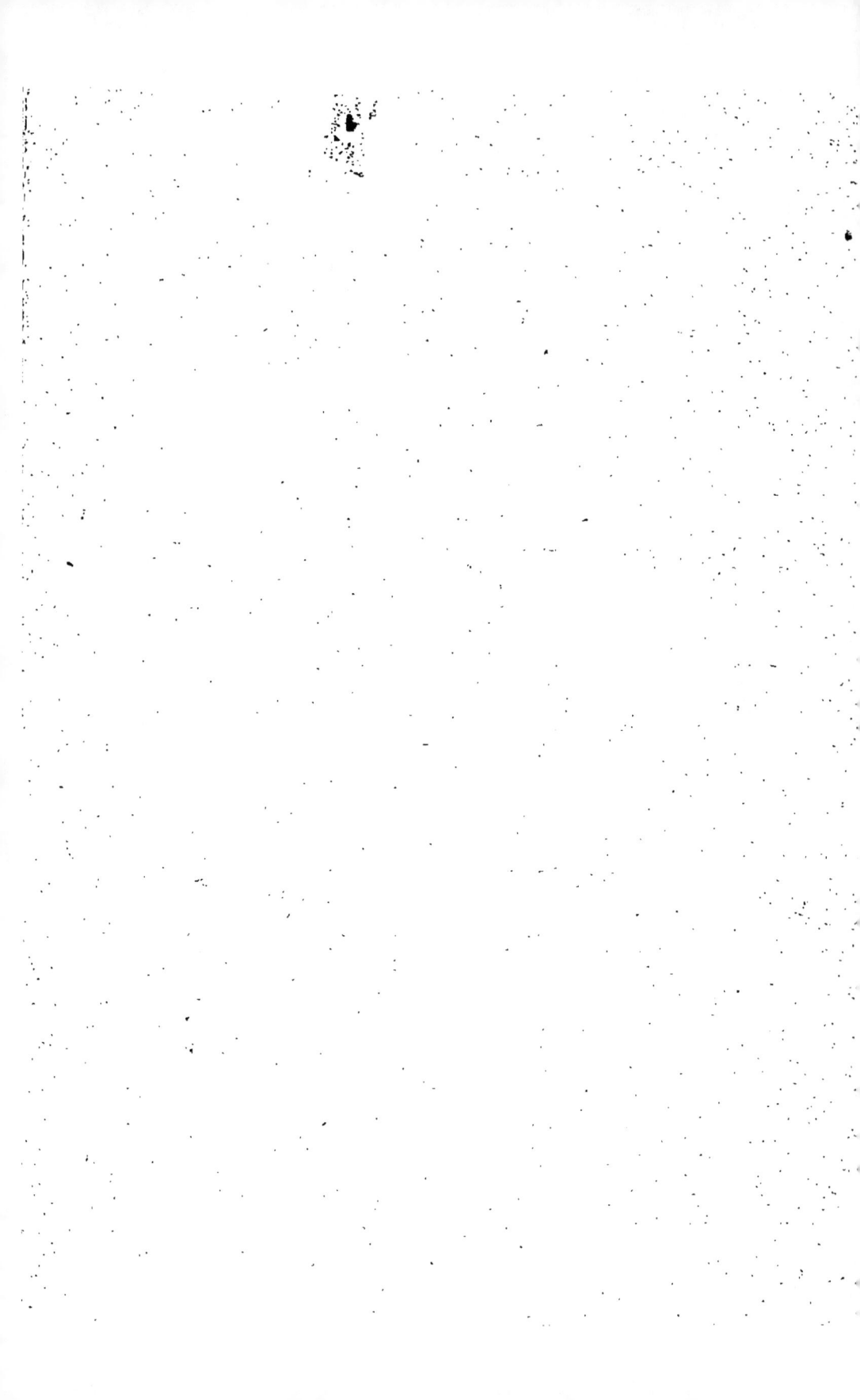

RECHERCHES CLINIQUES

SUR L'EMPLOI

DU SESQUIBROMURE DE FER

CONTRE LA SPERMATORRHÉE

PREMIÈRE PARTIE

—

Quelques mots sur les différentes médications proposées
contre la spermatorrhée. — Emploi du bromure de fer
contre cette affection. — Action du bromure de fer sur
l'économie. — Opinion de Lallemand sur le traitement
de la spermatorrhée par les ferrugineux. — Action
comparative du proto et du sesquibromure de fer. —
Préférence donnée au sesquisel. — Mode d'emploi,
doses.

Les remarquables travaux de Lallemand ont
assigné à la spermatorrhée une place importante
dans la pathologie. Cette affection mérite en effet
à plus d'un titre de fixer l'attention des praticiens, elle est souvent la source d'accidents graves
et elle peut entraîner avec elle l'impuissance et
l'infécondité. Le professeur de Montpellier, qui
nous a si bien fait connaître cette maladie au

point de vue des altérations anatomiques, du diagnostic, des symptômes et des causes, ne nous a malheureusement pas si bien appris à la guérir. La cautérisation de la région prostatique, qu'il proclamait presque comme un spécifique, ne semble guère convenir que dans quelques cas de pollutions, suites d'urétrites. La cautérisation des canaux éjaculateurs est au reste une opération fort innocente, si, comme l'indique Lallemand, on ne fait que promener légèrement le caustique à la surface des parties. Les pertes, augmentées les jours suivants par le fait de l'irritation traumatique, s'arrêtent complétement pour ne plus reparaître, non pas dans tous les cas, mais dans un nombre de cas encore difficiles à indiquer. En effet, lorsqu'on lit dans l'auteur qu'il y a peu de maladies qui récidivent aussi facilement sous l'influence des moindres causes, et qu'il est à peu près inutile, si l'on ne réussit pas, d'en venir à une troisième cautérisation, on soupçonne *à priori* ce que l'expérience ne tarde pas à démontrer, à savoir que la spermatorrhée est, comme tant d'autres affections chroniques, une affection que domine l'élément habitude, et que, si elle ne cesse pas spontanément par l'action de certains agents, elle a besoin d'être combattue virtuellement par des moyens qui s'adressent à l'économie tout entière, et qui sont susceptibles de la modifier profondément.

Dès la plus haute antiquité, on avait remarqué l'influence générale des pertes séminales sur l'économie, et Hippocrate (1) avait parfaitement saisi d'autre part l'indication qui est d'empêcher pendant un certain temps le sperme de se sécréter, afin de rompre *l'habitude,* qui dispose toujours les organes à la répétition des mêmes actes.

On a préconisé plusieurs agents propres à suspendre la sécrétion spermatique ou à en arrêter l'écoulement ; ainsi l'opium, le camphre, l'extrait de noix vomique, le seigle ergoté, la belladone, le lupulin, la digitaline, le bromure de potassium, l'hydrate de chloral ont été tour à tour vantés comme jouissant de ces propriétés. Cet arsenal thérapeutique, où la plupart des médicaments nouveaux figurent, tend à démontrer, suivant nous, que, si ces médicaments ont rendu dans certains cas quelques services aux praticiens, ceux-ci cherchent encore un agent théra-

1. *Traité des maladies,* § 49, consomption dorsale.

peutique doué d'une action plus sûre et surtout plus durable.

Tous les médicaments ci-dessus préconisés contre les pertes séminales n'exercent sur l'économie qu'une action passagère et toute locale. Tant que la réparation s'opère encore d'une manière satisfaisante chez les tabescents, la faiblesse est un effet direct et immédiat des évacuations successives, et les symptômes qui sont tout à fait nerveux peuvent se suspendre et disparaître en peu de jours dès que les pertes cessent. Mais quand la constitution est troublée par un défaut de réparation, à cette faiblesse nerveuse vient se joindre une nouvelle cause d'affaiblissement général, le défaut d'assimilation. Dans ce cas, il y a détérioration de l'économie ; il faut alors un médicament capable de réparer, de modifier profondément l'organisme tout entier, et susceptible d'agir en même temps sur l'état local, afin de suspendre les accidents et afin de rompre *l'habitude*.

Le sesquibromure de fer, dont nous avons eu occasion de constater les heureux effets dans les pertes séminales involontaires, nous paraît répondre aux indications ci-dessus, attendu que cet agent thérapeutique est susceptible d'agir

directement sur l'affection locale, tout en reconstituant rapidement l'économie. Le sesquibromure
de fer est d'ailleurs une excellente préparation
ferrugineuse en raison de sa grande solubilité.
Il présente en outre dans cette circonstance le
grand avantage de ne pas agir seulement comme
tonique et reconstituant, mais de pouvoir exercer
en outre une action modificatrice spéciale, par
suite de sa combinaison avec le brome.

On doit toujours chercher à se rendre compte,
autant que possible, du mode d'action des médicaments, afin d'en expliquer théoriquement les
effets thérapeutiques. « Nous ne pouvons plus
« nous contenter, dit M. Rabuteau (*Éléments de*
« *thérapeutique et de pharmacologie*), de savoir
« qu'un médicament guérit, nous voulons savoir
« comment il opère ; car appuyés sur cette notion
« et sur celle de l'état morbide, nous agissons
« en connaissance de cause. » Si donc l'on vou-
lait chercher à se rendre compte dans ce cas de
l'action physiologique du perbromure de fer sur
l'économie, on pourrait, suivant nous, l'expliquer
de la manière suivante :

Les expériences de MM. Milon, Melsens, Bé-
champ, Bruck, Dribourg et Caulet ont démontré

que le fer soluble, administré comme médicament, entrait dans la masse du sang. M. Claude
Bernard a démontré de son côté, dans son cours
de physiologie au Collége de France, que l'iodure
de fer était absorbé. Le perbromure de fer, plus
soluble encore que l'iodure, médicament analogue
au précédent par sa composition et la manière
dont il se comporte dans quelques circonstances,
doit jouir évidemment de la même propriété, et
doit pouvoir être aussi facilement absorbé. Dès
que le perbromure pénètre au milieu du fluide
sanguin, il doit se produire une double décom-
position, par suite de son action sur l'albuminate
de soude contenue dans le sang. Il se forme alors
de l'albuminate de fer et du bromure de sodium.
Le fer se trouvant à l'état naissant, c'est-à-dire
dans les conditions les plus favorables pour se
combiner directement avec la matière colorante
du sang (hémato-globulaire), la trame du globule
prend naissance et contribue alors à reconstituer
l'économie. Le bromure alcalin va d'autre part
exercer son action sédative et anaphrodisiaque
sur les muqueuses urinaires et génitales, en les
calmant, en les anesthésiant, et peut-être aussi
en exerçant son action sur le système nerveux,

en diminuant les battements du cœur et l'action excito-motrice de la moelle pour empêcher les actions reflexes. Voilà comment on peut, ce nous semble, se rendre compte de la manière d'agir du bromure de fer, qui nous a rendu de si grands services dans des cas de spermatorrhée remontant à plusieurs années, et contre lesquels on avait vainement mis en usage les médicaments considérés comme les plus actifs, sans pouvoir arriver à empêcher les rechutes. Hâtons-nous toutefois d'ajouter que nous ne pensons pas que les préparations ferrugineuses exercent seulement une action chimique lors de leur transport dans le sang ; nous croyons au contraire qu'elles agissent de deux manières : 1° par leur transport dans le sang, qu'elles contribuent à reconstituer ; 2° par leur action directe et stimulante sur les organes, auxquels elles impriment plus d'énergie. Les récents travaux de la chimie physiologique ont bien déterminé l'action reconstituante des ferrugineux comme *hématogènes et excitateurs de la nutrition* (1).

Les questions théoriques ne sont pas toujours

1. Rabuteau, *loc. cit.*

faciles à traiter, mais la guérison est le point essentiel. Nous abandonnons donc volontiers la théorie exposée ci-dessus, pour expliquer le mode d'action du perbromure de fer, si par hasard elle encourt la censure des savants. La question principale est d'être utile en médecine ; le comment nous échappe souvent ; et c'est en définitive par la clinique que doivent se résoudre les questions de thérapeutique.

La spermatorrhée, maladie essentiellement débilitante, devait donner aux praticiens l'idée de soumettre les tabescents à un traitement tonique et reconstituant ayant le fer pour base. Vichmann (1) et Stœrck (2) ont vanté les premiers l'emploi des ferrugineux dans les pertes séminales involontaires.

En 1843, le docteur Douglas, de Glascow (3), a conseillé à l'intérieur l'usage de la teinture de perchlorure de fer contre la spermatorrhée, et il

1. *De pollutione diurna*, etc. Gœttingue, 1872.
2. Kaula, *De la spermatorrhée*, Paris, 1846, page 194. Vin médicamenteux contre la consomption dorsale : limaille de fer décapée, quinquina, cannelle, écorce de Winter, 16 grammes de chaque. Faites infuser dans un litre de vin et administrez par cuillerées.
3. *Provincial and chirurgical Journal*, octobre 1843.

joignait à cette médication interne des injections mucilagineuses composées d'opium et d'acétate de plomb. Plus récemment, le docteur Deléau (1) a publié en 1859 une guérison remarquable obtenue par l'emploi du perchlorure de fer à l'intérieur et en application topique.

Lallemand reconnaît lui-même que les ferrugineux ont produit dans certains cas des guérisons; mais, selon lui, ces agents échouent le plus souvent, parce que la débilité n'existant pas seule, elle se trouve accompagnée d'une surexcitation qui en contre-indique l'emploi. Les individus affectés de spermatorrhée offrent en effet deux indications qui se heurtent en quelque sorte : la faiblesse des malades appelle un traitement tonique et reconstituant ; or les agents qui répondent le mieux à cette indication ont pour résultat d'augmenter la sécrétion spermatique et par conséquent le flux séminal. « S'il ne s'agissait, dit le professeur de « Montpellier (2), que de resserrer et de fortifier, « ou bien de calmer et d'adoucir les organes « génitaux, la guérison serait assurée et même

1. *Revue de thérapeutique médico-chirurgicale*, octobre 1859, page 546.
2. *Traité des perles séminales*, t. III, page 391.

« très-prompte, mais il faut donner du ton aux
« tissus par des agents qui n'augmentent pas
« leur sensibilité, et calmer leur irritation sans
« diminuer leur énergie. »

Le perbromure de fer, resté à peu près com-
plètement inusité jusqu'à ce jour, est bien le
médicament qui répond de tout point au *désidé-
ratum* exprimé par le professeur Lallemand,
attendu que cet agent thérapeutique, tout en reconstituant rapidement l'organisme, agit directement sur l'état local en calmant la sensibilité des
organes de la génération, sans pour cela diminuer
leur énergie.

Le bromure de fer a joué jusqu'alors un rôle
très-effacé en thérapeutique. Préconisé par Bau-
delocque (1) et Magendie, en 1835, contre les scro-
fules et l'hypertrophie du cœur, il a été complétement délaissé par les praticiens pour l'iodure de
fer, que Dupasquier, de Lyon, venait d'introduire à
la même époque dans le traitement des affections
scrofuleuses et de la phthisie pulmonaire. En
France, le bromure de fer est employé depuis long-

---

1. Études sur la maladie scrofuleuse et sur quelques
médicaments récemment employés dans cette affection.
Bulletin thérapeutique, année 1835, t. IX, p. 125.

temps déjà contre les affections nerveuses et la chlorose, par notre savant confrère et ami, M. le docteur Lunier (1), qui le prescrit seul, ou plus souvent encore associé à l'iodure de fer. Dans ces derniers temps, M. le docteur Garnier, de Lyon (2), a conseillé l'emploi du protobromure de fer dans le traitement de la chlorose, et le docteur Robin, de Paris, a préconisé le perbromure de fer pour combattre la même maladie.

Après avoir expérimenté le bromure de fer sur une grande échelle, le docteur E. Gillespie, des États-Unis, est arrivé à placer ce médicament au premier rang parmi les agents médicamenteux. Les cas pour lesquels l'auteur a l'habitude de le prescrire sont les inflammations ganglionnaires aiguës et chroniques, les dartres, les érysipèles, la chlorose, la suppression des règles. Le médecin américain emploie aussi le bromure de fer à l'extérieur en solution contre les tumeurs ganglionnaires, le panaris, l'érysipèle. Le bromure de fer employé par le docteur E. Gillespie (3) nous

1. *Formulaire* d'O. Reveil. Paris, 1865, p. 325.
2. *Lyon médical*, avril 1874, p. 470.
3. Il met trois onces de brome dans dix onces d'eau et il y ajoute quatre clous d'un sou qui suffisent à peu près

paraît être, d'après le mode de préparation qu'il indique, un produit chimique assez mal défini, et qui doit être composé de proto et de sesquibromure de fer, plus ou moins mélangé avec de l'oxyde de fer.

Le docteur David Alter, de Freeport (1), a vanté aussi les bons effets du protobromure de fer dans la phthisie pulmonaire, et il a essayé de substituer ce médicament au protoiodure de fer dans le traitement de cette maladie.

On voit, d'après ce qui précède, que l'emploi du bromure de fer a été jusqu'alors tellement restreint, qu'on peut dire, sans crainte d'être démenti, que nous ignorons presque entièrement les vertus médicales de cet agent ; c'est ce qui nous autorise à penser qu'on ne lirait pas sans quelque intérêt les observations que nous publions plus loin. On ne saurait trop souvent, disait le savant professeur Trousseau, chercher à

pour s'emparer de tout le brome. S'il reste du fer après le brome disparu, il ajoute du brome ; si au contraire il reste du brome, il ajoute un ou deux clous. Cela lui donne une liqueur noire d'une saveur styptique et acide qui tourne au rouge brique quand on l'applique sur la peau. *Mémorial-examiner*, mars 1852.

1. *Formulaire*, O. Reveil, *loc. cit.*, p. 315.

mettre en relief les préparations martiales qui se distinguent par des propriétés spéciales et quelques avantages particuliers.

L'idée de traiter les tabescents par le bromure de fer a peut-être déjà été mise en pratique en France et à l'étranger ; s'il en est ainsi, nous avouons en toute franchise que nous n'en avons pas eu connaissance. Le seul point important dans tout ceci consiste, en définitive, dans l'efficacité du moyen ; l'autre question est pour nous tout à fait secondaire, car on ne saurait nous refuser d'avoir contribué à faire connaître les propriétés du sesquibromure de fer et à en vulgariser l'emploi.

Avant d'aller plus loin, nous croyons utile de dire quelques mots des composés de brome et de fer. Ces produits chimiques étant sans emploi dans les arts, et ayant été jusqu'alors très-rarement usités en médecine, les ouvrages de chimie et les nouveaux traités de matière médicale se bornent à peine à les mentionner.

Il existe deux bromures de fer correspondant aux oxydes dont voici les formules : $Fe.Br.$ — $Fe^2.Br^3.$

Les bromures de fer ont la plus grande ressemblance avec les chlorures correspondants

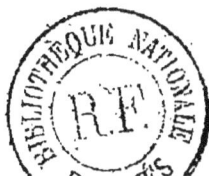

Le protobromure est jaunâtre, se volatilise sous forme de paillettes jaune d'or et est très-soluble dans l'eau. On l'obtient facilement en traitant la limaille décapée par du brome mêlé à vingt fois son poids d'eau. Il faut employer le fer en excès et agir à l'abri du contact de l'air ; le bromure de fer ainsi obtenu contient en poids sur 100 : fer, 26,34 ; brome, 73,66.

Le sesquibromure ou perbromure de fer anhydre est rougeâtre, sa dissolution aqueuse est rouge foncé ; il a d'ailleurs les mêmes propriétés que le perchlorure de fer, il est très-soluble dans l'eau et dans l'alcool. On le prépare comme le protobromure, mais en employant un excès de brome, ou mieux encore en faisant passer de la vapeur de brome sur du fer chauffé, et il se sublime alors en cristaux rouges foncés ; sur 100 parties, il contient en poids 19,27 de fer et 80,73 de brome (1).

Nous avons employé le perbromure de fer au lieu du protobromure pour les motifs suivants :

1° Parce que nous trouvions dans le perbromure une plus grande quantité de brome, tout

1. Barruel, *Traité de chimie technique*, t. III, page 36.

en y rencontrant une notable quantité de fer ;

2° Parce que, contrairement à M. Quevenne (2), qui admet que les sels de fer peroxydés sont décomposés dans l'estomac par les fluides muqueux et albumineux avant d'arriver dans le sang, nous pensons avec M. Mialhe que l'assimilation du fer, pour la formation des globules sanguins, a lieu lorsque le fer est à l'état de peroxyde, et non pas de protoxyde. Les sels ferrugineux à base de protoxyde n'exercent pas d'action sur l'albumine ; ils sont absorbés, circulent avec le sang, et passent dans les poumons à l'état de peroxyde, sous l'influence de l'oxygène de l'air, pour concourir ensuite à la formation des globules sanguins et à la plasticité du sang.

Le perbromure n'a pas besoin de ces transformations préalables ; il passe directement dans la circulation, l'acide du sel s'unit à la soude du sang et le peroxyde à l'albumine, pour former un composé albuminoïde qui n'a plus qu'à concourir directement à la formation des globules sanguins. De là les effets beaucoup plus rapides du sesquibromure comme médicament. Ajoutons

1. *Archives de physiologie et de thérapeutique*, année 1854.

en outre que le fer est toujours trouvé dans l'économie et dans les aliments à l'état de sesquisel, tandis que le fer métallique et les sels de protoxydes ne peuvent s'y trouver sans s'y décomposer. Le protoxyde de fer combiné aux acides forts ne se prête à aucune autre combinaison ; le sesquisel, au contraire, est un véritable protée tantôt base, tantôt acide ; il est toujours prêt à donner naissance à de nouvelles combinaisons. L'expérience est venue d'ailleurs confirmer ce que la théorie nous avait indiqué. Après avoir essayé à différentes reprises l'action du protobromure sur des sujets anémiques ou affectés de spermatorrhée, nous avons été obligé de reconnaître que nous n'obtenions pas avec le protobromure des effets thérapeutiques aussi prompts ni aussi certains qu'avec le sesquibromure. Nous avions cependant pour ces expériences un excellent médicament ; M. Foucher, pharmacien bien connu pour ses remarquables préparations martiales, avait bien voulu nous préparer pour ces essais quelques centaines de dragées de protobromure de fer. On ne saurait donc mettre sur le compte de la préparation les effets obtenus.

Nous avons toujours administré le perbromure

de fer sous forme pilulaire associé à l'extrait de thridace. Nos pilules renfermaient chacune cinq centigrammes de perbromure de fer. Nous commencions par prescrire deux ou trois pilules par jour, et nous élevions successivement la dose jusqu'à six ou huit pilules ; dans aucun cas nous n'avons dépassé cette dernière dose.

Les pilules, ainsi préparées et renfermées dans des flacons de verre bien bouchés, se ramollissaient et subissaient une altération au bout de quelque temps. Pour obvier à ce sérieux inconvénient, nous les avons fait recouvrir d'une couche de baume de Tolu, afin de les mettre à l'abri de l'action de l'air et de l'humidité. Un pharmacien d'Abbeville, M. Boutrouille, ayant bien voulu se charger d'une manière toute spéciale de cette fabrication, nous avons toujours eu à notre disposition un médicament parfaitement identique et à l'abri de toute altération.

DEUXIÈME PARTIE

—

PREMIÈRE OBSERVATION.

Pollutions nocturnes. — Traitement par la digitaline, le lupulin, la belladone et le camphre. — Rechutes. — Pollutions nocturnes et diurnes, affaiblissement de la vue, hypocondrie, dépérissement. — Guérison radicale par le sesquibromure de fer.

Au mois de mai 1869, M. J..., accompagné de son père, vient nous consulter pour des pollutions nocturnes. Ce jeune homme, âgé de 17 ans, blond, de taille moyenne, d'un tempérament lymphatique assez prononcé, est issu de parents sains et vigoureusement constitués. Sujet dans son enfance aux engelures, il n'a eu jusqu'alors que des fièvres éruptives.

La puberté s'est manifestée vers l'âge de 15 ans, et c'est à 16 ans 1/2 que les pollutions nocturnes se sont montrées ; d'abord peu fréquentes et n'ayant lieu qu'une fois par semaine, elles ont été en augmentant, et aujourd'hui elles se produisent deux et même quelquefois trois fois par semaine. M. J... se plaint d'éprouver une grande faiblesse, des palpitations et de violents maux de tête qui l'empêchent de se livrer à l'étude. L'appétit est conservé, il n'existe ni constipation, ni trouble apparent du côté des voies digestives. Rien à noter du côté des poumons. On trouve à l'auscultation du cœur un léger bruit de souffle au premier temps.

Prescription. — Suspendre momentanément les études ; — prendre le soir 1, puis 2 granules de digitaline ; — bains ; — exercice au grand air ; — coucher sur un lit dur ; — éviter le décubitus dorsal. — Régime : viandes blanches, légumes frais, point de farineux ; — s'abstenir de café, de thé, de liqueurs.

Après six semaines de ce traitement, les pollutions disparaissent ainsi que la céphalalgie, notre jeune malade peut rentrer dans sa pension vers la fin d'octobre.

Les pertes séminales involontaires reparaissent vers le mois de mai 1870, et le 15 juin suivant, époque où nous sommes de nouveau consulté, elles sont aussi fréquentes qu'au début. Soupçonnant que la spermatorrhée pouvait avoir ici la masturbation pour cause, nous adressons à M. J... quelques questions dans ce sens, et nous finissons, après bien des hésitations de sa part, par obtenir un aveu. Nous l'engageons à renoncer à cette funeste habitude, en lui laissant entrevoir les graves accidents qui pourraient se produire plus tard, et en lui affirmant que les palpitations dont il se préoccupe au point de vue de l'existence d'une affection organique du cœur n'avaient pas d'autre cause.

M. J... se plaint en effet d'éprouver des palpitations et une douleur aiguë vers la région du cœur, ainsi que de l'essoufflement dès qu'il se livre au plus léger exercice. Le pouls est petit et fréquent, l'auscultation du cœur fait reconnaître l'existence d'un léger bruit de souffle au premier temps, bruit que nous avions déjà constaté au mois de juillet 1869. La percussion de la poitrine donne une sonorité égale et normale aux sommets des deux poumons, et l'auscultation de ces organes ne nous apprend rien. Du côté des voies digestives, rien de particulier, si ce n'est un peu de constipation. Le sommeil est fréquemment troublé par des rêves pénibles, et le malade éprouve quelquefois au réveil plus de fatigue qu'il n'en ressentait la veille au moment de se mettre au lit. Les maux de tête sont revenus et rendent tout travail intellectuel impossible. Enfin un notable changement s'est produit dans son caractère, qui est devenu morose et irascible.

La verge est médiocrement développée. Le pubis et le scrotum sont recouverts de quelques rares poils blonds. Les testicules, légèrement sensibles, sont très-mous. La peau du scrotum est flasque et pendante. L'orifice du méat est largement ouvert.

Prescription. — L'estomac de notre jeune malade ne pouvant supporter la digitaline, nous conseillons de faire matin et soir des frictions sur la région précordiale avec un liniment composé en parties égales de teinture de digitale, de glycérine et de laudanum. Nous remplaçons les granules de digitaline par les pilules de Van der Corput, contenant de l'extrait de belladone, du lupulin et du camphre; — lavements froids

variant de 12 à 15 degrés, pour combattre la constipation. — En cas d'insomnie, une cuillerée à
bouche de sirop de Follet, trois heures après
l'administration des pilules ; pour le reste du régime, *ut supra*.

Ce traitement est régulièrement suivi pendant
deux mois. A cette date, les pollutions ne se
montrent plus qu'à de longs intervalles, et lorsqu'elles se produisent, elles ne laissent plus après
elles de la faiblesse comme autrefois. La douleur
de la région précordiale est presque entièrement
dissipée. Les palpitations sont moins fortes et
moins fréquentes ; mais comme elles se manifestent encore de temps en temps et qu'elles nous
paraissent dépendre de l'état de faiblesse, nous
conseillons de faire usage, deux fois par jour, du
pyrophosphate de fer de Leras, à la dose d'une
cuillerée à bouche, mêlé avec parties égales de
sirop d'écorce d'oranges amères. Nous engageons
en outre M. J... à profiter de son séjour à la campagne pour prendre matin et soir du lait, immédiatement après qu'il aura été trait, c'est-à-dire
à la température originelle.

Vers la fin de septembre, notre malade est
revenu dans un état aussi satisfaisant que pos-

sible, et, vu le temps qui s'est écoulé depuis la cessation des pertes, il peut être maintenant considéré comme guéri. Désirant donner un peu de ton à l'organisme, nous lui conseillons de prendre quelques bains gélatino-sulfureux.

Du mois de septembre 1870 au mois d'août 1871, nous n'avions plus entendu parler de M. J..., que nous regardions comme guéri, lorsque nous recevons de nouveau sa visite le 26 août 1871. Il nous raconte que pendant cinq à six mois environ, sa santé avait été relativement assez bonne, qu'il avait bien encore de temps en temps des pertes séminales involontaires, mais que ces rares accidents n'exerçaient aucune action nuisible sur sa santé, et que depuis longtemps d'ailleurs il avait renoncé aux plaisirs solitaires. C'est vers le mois de mai 1871 que les pollutions ont reparu, et, depuis le mois de juin, elles se produisent presque toutes les nuits. Il n'a au reste connaissance de la production des pertes séminales que parce qu'il se sent mouillé. Il y a environ cinq à six semaines, immédiatement après une garde-robe un peu difficile et abondante, il a vu sortir du canal de l'urètre une matière blanchâtre visqueuse, analogue à la liqueur spermatique. A dater de cette époque, le même phénomène a été observé plusieurs fois dans les mêmes circonstances. Enfin il ajoute qu'il s'est produit ce matin un accident qui l'a beaucoup effrayé ; étant assis et occupé à écrire, il a éprouvé, presque coup sur coup, à une demi-heure d'intervalle et sans aucune espèce de provocation, deux pertes séminales involontaires, rien qu'en se croisant les jambes.

La verge est comme ratatinée, le scrotum est lisse et nous paraît légèrement infiltré, les testicules sont mous, un peu sensibles à la pression. Le gland est pâle et décoloré, et le méat reste entr'ouvert.

M. J... est très-changé ; sa face est pâle, très-amaigrie, ainsi que le reste du corps ; la voix est faible, un peu voilée ; la vue est tellement affaiblie, qu'il lit avec peine les caractères ordinaires des journaux. Il se plaint de ressentir des douleurs lombaires et une grande lassitude dans tous les membres. Rien de particulier du côté des poumons ; on entend toujours, lorsqu'on ausculte le cœur, un bruit de souffle au premier temps ; l'appétit est conservé ; il y a de temps en temps de la constipation, mais cet accident n'est que passager et cède facilement à l'emploi de lavements froids.

Notre malade est triste et très-inquiet, il se croit menacé de perdre la vue, et il est plus convaincu que jamais qu'il est affecté d'une maladie organique du cœur, car il éprouve de nouveau une douleur lancinante vers la région du cœur, et des palpitations. Admis depuis quelques mois comme surnuméraire dans une administration, il voit son avenir compromis. Toutes ces circonstances réunies déterminent une profonde hypocondrie. Nous faisons tous nos efforts pour relever le moral de ce pauvre jeune homme ; nous lui affirmons que rien n'est désespéré, et que nous sommes loin, comme il le pense, d'avoir épuisé toutes les ressources thérapeutiques ; que la cautérisation des orifices des canaux éjaculateurs aurait raison des pertes séminales, si nous ne parvenions pas à les arrêter avec notre médication interne ; enfin qu'en raison de son grand état de faiblesse, il nous paraissait nécessaire avant tout de lui donner un peu de force à l'aide d'un régime tonique et reconstituant.

Les pollutions se produisant ici sans cause appréciable, par faiblesse, par une disposition spasmodique des organes génitaux, ou par une disposition particulière des nerfs distribués à ces

parties, nous avions deux indications à remplir.
L'état de faiblesse du malade nous engageait na-
turellement à prescrire l'emploi d'une préparation ferrugineuse ; et comme d'autre part, tout
en reconstituant l'organisme, nous avions à calmer la surexcitation du système nerveux et des
organes spermatiques, nous avions pensé à
administrer en même temps le bromure de potassium, dont l'action stupéfiante sur les organes
génitaux avait déjà été depuis longtemps démontrée par plusieurs auteurs, et notamment par
Puche, Huele Rames (1) et Binet (2). Nous allions
formuler notre ordonnance, lorsqu'il nous vint à
l'idée de remplacer les deux médicaments par
un seul, par le bromure de fer. Ce sel ferrugineux avait encore l'avantage de diminuer le
nombre des remèdes, et par conséquent de sou-
lager l'estomac du malade, qui, de son côté, nous
priait de simplifier autant que possible notre
médication. Nous formulons alors les pilules suivantes :

Sesquibromure de fer . . . 2 grammes.

1. *Thèses de Paris*, 1850-1858.
2. *Union médicale*, sept. 1858.

Extrait de thridace . . . . 2 grammes.

.Poudre de gomme et sirop *s. q.*, pour faire quarante pilules égales.

On prendra d'abord deux pilules par jour; par série de trois jours, on augmentera d'une pilule par jour, jusqu'à ce qu'on arrive à la dose de six pilules, que l'on continuera pendant un mois. Ces pilules seront prises une demi-heure avant les repas et le soir avant de se mettre au lit, trois heures au moins après le dernier repas, qui devra toujours être très-léger. On boira une infusion de houblon après les pilules ; pour le reste du régime *ut supra*, nous conseillons seulement l'usage de l'eau de Saint-Galmier pendant les repas, seule ou coupée avec une petite quantité de vieux vin. L'eau de Saint-Galmier, acidule et alcaline, nous paraît indiquée non-seulement pour favoriser les digestions, mais encore parce qu'il résulte des nombreuses expériences de Laville de la Laplagne, que les sels ferrugineux dissous dans l'eau acquièrent une activité plus grande, la dose restant la même, si l'on fait intervenir l'acide carbonique dans l'excipient.

Le bromure de fer ne se trouvant dans aucune pharmacie d'Abbeville, nous faisons demander tout de suite ce médicament à la pharmacie centrale de Paris.

On commence l'usage du bromure de fer le 1er septembre. Après cinq semaines de ce traitement, les pollutions deviennent un peu moins fréquentes. Les pilules étant bien supportées, nous élevons la dose à huit par jour (deux avant le déjeuner, trois avant le dîner et trois le soir au moment de se mettre au lit). Au bout de dix jours, on commencera par retrancher une pilule tous les deux jours, jusqu'à ce qu'on arrive à quatre pilules, dose qui sera alors continuée pendant quelque temps.

28 octobre. — Les nuits sont meilleures, les palpitations sont beaucoup moins fortes et moins fréquentes ; l'appétit étant notablement diminué et des symptômes d'embarras gastrique venant à se manifester, nous suspendons les pilules pendant quelques jours, et nous faisons prendre un léger purgatif (huit grammes de magnésie préparés suivant la formule de M. Mialhe) ; pour boisson pendant les repas, eau de Saint-Galmier, coupée avec une faible quantité de vin de Bordeaux.

6 novembre. — On revient aux pilules en commençant par quatre pilules par jour, et on ar-

rive successivement à six pilules, qu'on devra continuer jusqu'à la fin du mois. Du 6 au 27 novembre, quelques pollutions nocturnes ont encore été observées. Le sommeil est bon, les forces reviennent, l'appétit est meilleur, les fonctions digestives s'exécutent d'une manière régulière.

2 décembre. — La santé continue à s'améliorer d'une manière beaucoup plus manifeste, les pollutions sont de plus en plus rares, l'appétit se soutient, les nuits continuent à être bonnes, les palpitations tendent à disparaître. M. J... peut faire trois kilomètres à pied sans éprouver de lassitude, ni d'essoufflement, ni de douleur à la région du cœur. Nous suspendons les pilules pour y revenir dans une dizaine de jours.

L'état de faiblesse dans lequel ce malade se trouvait nous a obligé d'employer le bromure de fer pendant plusieurs mois, non pas d'une manière continue, mais en ayant soin de laisser l'estomac se reposer de temps en temps.

Après six mois de traitement, la santé de M. J... paraît bien rétablie. Nous lui conseillons de revenir encore dans quelque temps à l'emploi du bromure de fer, surtout si les pertes séminales venaient à se manifester de nouveau. Cette recommandation n'était pas inutile, car ce jeune homme ayant été appelé en 1873 sous les drapeaux pour y faire ses cinq années de service dans la cavalerie, a éprouvé une nouvelle rechute de sa maladie à la suite d'une équitation trop prolongée. Envoyé à l'infirmerie pour y prendre quelques semaines de repos, l'administration de nos pilules ne tarda pas à faire disparaître les pollutions.

Le 24 avril 1875, M. J... ayant occasion de venir voir sa famille, nous avons la satisfaction de constater que sa santé est florissante ; il a pris de l'embonpoint, et il s'accommode maintenant très-bien du régime militaire. La vue est toujours très-faible. Les pollutions diurnes n'ont jamais reparu ; quant aux pollutions nocturnes, lorsque par hasard elles ont lieu, ce qui est très-rare, elles sont accompagnées d'orgasme, d'érections, et ne passent plus inaperçues, ce qui tend à prouver que les organes ont retrouvé leur énergie et qu'ils sont entièrement revenus à leur état normal.

Réflexions. — Lors de la première apparition des pollutions nocturnes, la maladie n'avait pas

duré assez longtemps pour amener la détérioration de l'organisme. La médication, composée
alors d'agents thérapeutiques (digitaline, lupulin,
camphre, belladone), s'adressant exclusivement
à l'état local, avait suffi pour suspendre la sécrétion spermatique et pour amener une guérison
momentanée. A cette époque, les symptômes observés étaient des symptômes tout à fait nerveux,
qui n'ont pas tardé à disparaître avec la cessation
des pertes. Les relations directes et multiples
entre l'appareil générateur et le système nerveux
ganglionnaire et cérébrospinal rendent compte de
cette influence si énergique et si rapide. Mais
après les rechutes, le dépérissement général a
commencé à se montrer et à suivre une marche
ascendante, en raison du mauvais état des fonctions d'assimilation. La répétition des accidents
eut alors un retentissement fâcheux sur le système nerveux et sur le moral du malade. Notre
première médication toute locale, qui avait réussi
au début à enrayer les accidents, est plus tard
restée sans effet. Il y avait alors deux indications
à remplir : 1° suspendre la sécrétion de la liqueur
séminale beaucoup trop abondante, en càlmant
les organes spermatiques ; 2° reconstituer au

plus vite l'économie profondément débilitée par les pertes, cette faiblesse acquise pouvant devenir à son tour une nouvelle cause susceptible de favoriser les pertes séminales. Le bromure de fer a rempli parfaitement les indications ci-dessus. La preuve de son efficacité nous a encore été démontrée deux ans plus tard, puisque ce sel ferrugineux a réussi à guérir de nouveau la spermatorrhée, qui s'était reproduite après une équitation trop prolongée. Depuis cette époque, la guérison ne s'est pas démentie.

DEUXIÈME OBSERVATION.

Pollutions nocturnes par suite d'excès vénériens. — Traitement par la digitaline, l'opium et le camphre, rechute.
— Traitement par le sesquibromure de fer. — Guérison.

M. de Villepoix, pharmacien à Abbeville, ayant
eu connaissance des heureux effets obtenus chez
M. J... par l'emploi du sesquibromure de fer,
nous adresse vers la fin de novembre 1872 une
personne affectée de spermatorrhée.

M. L..., cultivateur, habitant le canton d'Ailly-
le-Haut-Clocher, âgé de 39 ans, marié, père de
famille, d'un tempérament bilioso-sanguin, d'une
constitution athlétique, n'ayant jamais eu d'uré-
trite ni de maladie syphilitique, est affecté de
pertes séminales involontaires, qu'il attribue non
sans raison à l'abus du coït. Il fait remonter à
trois années le début de sa maladie ; mais cette
affection a présenté durant cette longue période
plusieurs intermittences. Malgré les fréquents
rapports qu'il avait avec sa femme, il n'éprouva
tout d'abord aucun malaise. L'appétit était excellent, les digestions se faisaient facilement, et il

pouvait se livrer à tous ses travaux de culture sans ressentir aucune faiblesse, aucune lassitude. Attribuant les pertes séminales involontaires à un excès de vigueur, à son tempérament érotique, il ne commença à s'en préoccuper que lorsqu'il eut remarqué que les rapports sexuels étaient suivis de pollutions la même nuit et les nuits suivantes, et surtout lorsqu'il s'aperçut que ses forces viriles se trouvaient influencées par cet accident.

Le médecin de Saint-Riquier, qu'il consulta il y a environ quinze à dix-huit mois, lui fit prendre des granules de digitaline. Ce traitement ayant été suivi assez exactement, la susceptibilité nerveuse des organes génitaux se calma, et pendant plusieurs mois, les pollutions ne se présentèrent plus qu'à des intervalles assez éloignés. M. L... se croyait guéri, lorsque les pertes séminales reparurent plusieurs fois par semaine, sans même avoir été précédées par le coït. A dater de cette époque, le malade ressent au lever une certaine raideur dans les muscles des membres inférieurs. Cette raideur gêne la marche et détermine de suite de la fatigue. Les nuits sont souvent agitées, le sommeil est traversé par des rêves lascifs pen-

dant lesquels les pertes se produisent. Celles-ci
ont lieu tantôt avec érection et sensation de plai-
sir, tantôt au contraire elles se manifestent dans
un état de demi-érection et sans que le malade
en soit averti par une sensation quelconque. Il va
retrouver son médecin dans le courant du mois de
juin dernier, celui-ci lui prescrit de nouveau de
la digitaline, plus de l'opium associé au camphre,
des bains et du repos. Ce second traitement ne
produit qu'une amélioration passagère, les pertes
continuent avec la même fréquence; c'est alors
que M. L... vient nous consulter.

Indépendamment des symptômes ci-dessus
indiqués, le malade se plaint d'éprouver un sentiment de gêne dans la région précordiale. Il lui
semble que la base de la poitrine se trouve forte-
ment serrée par un lien qui l'empêche de se di-
later. L'auscultation nous démontre que le pou-
mon et le cœur sont parfaitement sains, rien de
particulier à noter du côté des voies digestives.

Les organes génitaux sont très-développés, le
pubis et la partie supérieure et interne des
cuisses sont recouverts de nombreux poils, ainsi
que la poitrine et le reste du corps. La peau des
bourses est un peu flasque; les testicules sont très-

développés, un peu mous ; le malade éprouve parfois dans la journée des besoins fréquents d'uriner et des tiraillements douloureux dans les testicules et le long du trajet du cordon spermatique ; les bords du méat sont un peu rouges et légèrement tuméfiés.

Prescription. — Quatre pilules de sesquibromure de fer par jour, on augmentera d'une pilule par jour tous les trois jours jusqu'à concurrence de huit pilules ; — continuer les bains de siége le soir ; — lavements frais (15ª) ; — nous recommandons expressément de renoncer pour quelque temps aux plaisirs du mariage, et d'éviter le décubitus dorsal. — Régime : Viandes blanches ; — pour boisson pendant les repas, légère infusion de houblon, seule ou coupée avec 1/5 de vin ; — abstinence complète de café, de thé, de vin, de liqueurs.

Pendant les trois premières semaines, on ne remarque pas de changement appréciable ; mais à partir de la fin de décembre et vers les premiers jours de janvier, les nuits sont meilleures et les pollutions moins fréquentes.

29 janvier. — La faiblesse est moins grande, la respiration se fait avec plus de facilité, il y a

moins de lassitude au réveil et les membres paraissent moins lourds ; cependant le malade se fatigue encore assez vite. La dose des pilules étant de huit par jour depuis un mois, nous conseillons de diminuer la dose à partir des premiers jours de février, de manière à arriver progressivement à quatre pilules par jour. On cessera vers la fin du mois pendant six à sept jours, pour y revenir ensuite progressivement à la dose de six pilules, qu'on devra alors continuer pendant un mois.

6 mars. — M. L... va de mieux en mieux, les pollutions s'éloignent de plus en plus ; il commence à vaquer une heure ou deux à ses affaires de culture sans ressentir de lassitude. Les rapports sexuels ont eu lieu sans difficulté et sans provoquer à leur suite des pertes séminales involontaires. Nous conseillons d'user du coït avec la plus grande discrétion. On devra surtout s'en abstenir si l'acte vénérien venait à être suivi de malaise ou de faiblesse générale.

1er avril. — Le mieux s'affirme, on peut marcher une partie de la journée sans éprouver de lassitude ni de pesanteur dans les membres. Les rapports sexuels ont lieu sans être suivis de

malaise ni de pertes ; on continue toujours les
pilules à la dose de quatre par jour. Au mois
d'août de la même année, nous avons occasion
de revoir M. L..., et nous apprenons qu'aujour-
d'hui sa santé ne laisse rien à désirer.

Réflexions. — L'abus du coït a provoqué ici
la spermatorrhée. Les excès vénériens sont de
toutes les causes de cette maladie la plus fré-
quente et la plus naturelle. Il est toutefois très-
difficile, sinon impossible, de déterminer d'une
manière précise le point où commencent les
excès ; car les différences les plus grandes se
remarquent sous le rapport des organes génitaux,
non-seulement d'un individu à l'autre, mais
encore chez le même individu à des époques
différentes de la vie. On peut cependant dire
qu'il y a excès toutes les fois que l'acte vénérien
est suivi de lassitude, de malaise, de l'inaptitude
du corps et d'esprit, et surtout lorsqu'il devient
une cause de débilité pour l'économie. Quant
aux pertes séminales involontaires, elles ont été
ici longtemps supportées sans provoquer de
troubles appréciables dans l'organisme, eu égard
sans doute à la constitution athlétique du sujet.
Il en est au reste des émissions volontaires

comme des émissions involontaires : elles sont supportées sans dommage apparent suivant la constitution des individus. Notre malade sentait depuis fort longtemps ses forces diminuer, mais il ne s'est préoccupé de ses pertes involontaires que lorsqu'il s'aperçut que les phénomènes locaux qui accompagnent ordinairement les rapports sexuels, tels que l'orgasme et les érections, venaient à être influencés d'une manière notable. Les excès vénériens ont provoqué ici les pollutions par l'irritation qui s'établit dans tout l'appareil spermatique, par la fatigue et le relâchement des canaux excréteurs, et par le pouvoir de plus en plus impérieux de l'habitude. Il est encore à remarquer que les pollutions nocturnes, arrivées à un degré assez avancé, n'ont pas été suivies de pollutions diurnes.

L'action du perbromure de fer ne saurait encore ici être mise en doute. La digitaline, l'opium, le camphre étaient parvenus à arrêter momentanément les pertes séminales ; mais dès qu'on en suspendait l'emploi, les récidives avaient lieu, en raison de l'état de débilité relatif dans lequel se trouvait M. L... Le perbromure de fer, en reconstituant rapidement l'économie, tout

en modifiant avantageusement l'état local, a fini
après plusieurs mois de traitement par déterminer une guérison radicale. L'utilité de cette
préparation martiale et ses avantages sur les
agents thérapeutiques employés au début, nous
paraissent encore dans ce cas clairement et su-
rabondamment démontrés.

TROISIÈME OBSERVATION.

Rétrécissement spasmodique du canal de l'urètre, pollutions anciennes. — Gastralgie. — Affaiblissement
progressif. — Douleurs lombaires. — Urines albumineuses. — Diagnostic des pertes séminales involontaires. — Traitement par le sesquibromure de fer. —
Guérison.

M. X..., âgé de trente-cinq ans, marié, père de
famille, d'un tempérament lymphatique, a été
traité il y a plusieurs années pour un rétrécissement du canal de l'urètre dont il est à peu près
guéri ; cependant toutes les fois qu'il se fatigue
beaucoup et notamment lorsqu'il voyage et qu'il
reste longtemps en voiture, il éprouve les jours
suivants un peu de gêne dans la miction, accident qui se dissipe le plus ordinairement par le
repos et les bains, mais qui nécessite aussi quelquefois l'introduction de la sonde et l'emploi des
bougies.

Depuis longtemps déjà il est dyspeptique ; les
digestions, souvent pénibles, sont accompagnées
de bâillements, d'éructations, et d'un sentiment de
pesanteur vers la région épigastrique, quelque-

fois même d'une véritable douleur. Ces troubles
nerveux ne se manifestent pas toujours avec la
même intensité, et ne paraissent pas exercer tout
d'abord une influence fâcheuse sur la santé générale. Depuis deux ans, la gastralgie a fait de
notables progrès, et aujourd'hui les digestions
sont presque toujours mauvaises. Quelques
heures après les repas, à des intervalles plus ou
moins éloignés, sans cause appréciable, sans avoir
fait d'excès, sans avoir pris d'aliments indigestes,
il survient du malaise, accompagné d'un grand
développement de gaz dans l'estomac et dans les
intestins. Souvent aussi M. X... a de fréquentes
insomnies et il éprouve très-souvent le matin des
borborygmes et des coliques suivies d'une ou de
plusieurs selles liquides. Les matières rejetées
sont mal élaborées, incomplétement digérées.
Le trouble presque constant des digestions occa-
sionne une grande faiblesse, qui oblige le malade
à prendre plusieurs heures de repos dans la
journée, et malgré ce repos, il ressent vers le
soir une grande lassitude dans les membres, de
la pesanteur de tête, et une douleur sourde dans
la région lombaire.

Un grand nombre de médicaments (sous-nitrate

de bismuth, extrait thébaïque, pepsine, diastase, élixir antigastralgique, charbon de Belloc, boissons amères et albumineuses, eaux minérales, etc., etc.) ont été tour à tour employés. Ces divers agents thérapeutiques arrivent à calmer ou à suspendre les accidents pendant un certain temps, mais sans pouvoir arriver à les faire disparaître.

Les douleurs lombaires, l'amaigrissement, la faiblesse musculaire, l'affaiblissement de la vue nous faisant craindre une maladie des reins, nous examinons à différentes reprises les urines sans y rien trouver d'anormal. Quelques mois plus tard, les douleurs de reins venant à augmenter tout à coup, nous examinons de nouveau les urines, et cette fois nous constatons à l'aide de l'acide nitrique une notable quantité d'albumine. Nous prescrivons alors un régime tonique ; — vin d'Aroud au quinquina et au fer, pour boisson pendant les repas, eau de Pougues coupée avec un peu de vin ; — frictions sèches ; — bains gélatino-sulfureux, etc., etc.

Ce traitement paraît exercer une heureuse influence, le malade se trouve moins faible. Deux mois environ après avoir fait suivre ce régime, nous analysons les urines, et à notre grand étonnement nous voyons l'acide azotique rester sans action. Nous employons alors l'acide picrique, ce réactif si délicat de l'albumine indiqué par MM. Parisel et Galippe. L'urine versée goutte à goutte dans une solution concentrée à chaud d'acide picrique ne donne aucun nuage laiteux, la liqueur reste jaune, limpide et conserve sa transparence, preuve évidente de l'absence de l'albumine. L'abondant précipité obtenu par l'acide nitrique lors de notre avant-dernière analyse ne pouvant dépendre que d'une cause passagère, à laquelle la maladie de Bright était évidemment étrangère, il nous restait à rechercher cette cause.

Après avoir mûrement réfléchi à la marche des accidents, nous rappelant d'autre part l'existence d'un ancien rétrécissement spasmodique de l'urètre, qui se présentait encore quelquefois après la fatigue, il nous vint à l'idée qu'il pourrait bien y avoir ici des pertes séminales involontaires qui se produisaient à l'insu du malade. On sait en effet d'après les recherches du docteur Griffith de Londres (1), qu'il y a lieu de soup-

1. *London medical gazette*, mars 1844. Etudes sur le sédiment des urines.

çonner l'existence des pertes séminales, et de
rechercher les spermatozoïdes à l'aide du microscope chaque fois qu'un malade a offert des
symptômes embarrassants et une urine albumi-
neuse.

Nous interrogeons donc M. X... et nous apprenons qu'il a eu il y a fort longtemps (4 à 5 ans
environ) de fréquentes pollutions nocturnes, qui
ont fini par se passer spontanément. Il a également remarqué depuis longtemps que l'urine ex-
pulsée le matin avait souvent un caractère particulier. Plusieurs fois en essuyant le gland, il avait
constaté que le liquide était épais et un peu
visqueux ; enfin dans certains cas les dernières
gouttes d'urine exigeaient plus d'effort, et une
sensation particulière et pénible accompagnait
cette émission. Pensant devoir attribuer cette
difficulté passagère de la miction au rétrécissement spasmodique du canal, et la viscosité
anormale de l'urine à un état catarrhal ancien, il
n'avait pas jugé à propos de nous en parler.

A dater de ce jour, nous soumettons les urines
à un minutieux examen microscopique, et nous
recommandons au malade de nous réserver les
dernières gouttes d'urine dans le cas où elles

lui paraîtraient présenter quelque caractère particulier.

Les urines d'une densité de 1023, c'est-à-dire
égale à la densité normale, offrent une réaction
acide ; tantôt claires et de couleur citrine, elles
sont parfois troubles et très-foncées en couleur.

Nos premières recherches microscopiques nous
donnent des résultats négatifs, la matière visqueuse recueillie le matin ne laisse voir à l'observation microscopique qu'une liqueur trans-
parente, dans laquelle on ne rencontre que des
débris d'épithelium et des globules de mucus.
Continuant nos recherches, nous arrivons à constater quelques jours après des animalcules spermatiques dans les dernières gouttes d'urine
rendues vers cinq heures du soir après une
journée de fatigue et au moment de la défécation.
Enfin, quelques jours plus tard, nous trouvons
dans les urines de la nuit une grande quantité
de spermatozoïdes. Nous avons donc à traiter
une spermatorrhée de date ancienne, qui pourrait bien être la cause de tous les troubles observés du côté des voies digestives.

La miction se faisant difficilement depuis
quelque temps, nous commençons par traiter le

rétrécissement par la dilatation progressive, et nous ne commençons le traitement par le perbromure de fer que lorsque l'émission des urines se fait avec facilité.

Prescription. — Deux pilules de bromure de fer par jour, on augmentera d'une pilule par série de quatre jours jusqu'à concurrence de six pilules par jour, — lavements frais d'eau simple de 15 à 18 degrés, avec addition de 8 à 10 gouttes de laudanum si les coliques persistaient le matin au moment du lever, — continuer les bains gelatino-sulfureux,—le vin digestif de Chassaing ; pour boisson, eau de Saint-Galmier coupée avec 1/5 de vieux vin de Bordeaux.

L'estomac supporte très-bien les pilules au sesquibromure de fer à la dose de six pilules par jour. Après 76 jours de ce traitement, M. X... peut vaquer à ses affaires sans être obligé, de se reposer au milieu de la journée. Le sommeil est beaucoup plus calme, les digestions sont moins pénibles, mais toujours lentes et accompagnées d'un peu de pesanteur et de gaz.

Nous suspendons les pilules pendant 8 jours, puis nous les reprenons de nouveau en suivant la progression ci-dessus indiquée, et nous les con-

tinuons pendant six semaines à la dose de six
pilules par jour. On suspend de nouveau pour
les reprendre ensuite. Au bout de six mois, M. X...
a retrouvé une partie de ses forces, et il a même
pris un peu d'embonpoint. Il peut faire tous les
jours une longue promenade à pied sans éprouver de fatigue ni de douleurs lombaires. Les
digestions sont relativement assez bonnes. Depuis
sa guérison, notre malade fait encore un fréquent
usage des pilules de perbromure de fer ; il reste
rarement un mois sans les employer. Il a surtout
recours à ce médicament, dont il n'a qu'à se
louer, toutes les fois qu'il éprouve de l'insomnie
et de la fatigue.

Les urines analysées à différentes époques
n'ont plus jamais donné de précipité avec les
réactifs de l'albumine, et l'examen microscopique
bien des fois répété ne nous a pas fait découvrir
de spermatozoïdes : nous avons donc fini par obtenir une guérison complète.

Réflexions. — Les pollutions diurnes avaient
été précédés de pollutions nocturnes, et le rétrécissement spasmodique de l'urètre s'opposant
à l'émission facile du sperme, les pertes séminales involontaires étaient restées inaperçues. Le

3

diagnostic présentait ici de sérieuses difficultés.
Tous les organes ne sont pas uniformément équi-
librés dans l'économie : il y a toujours un système, un appareil, un organe plus faible et plus
impressionnable que les autres et plus disposé à
être influencé par les causes pathogéniques.
Agissant comme une cause essentiellement débilitante, la spermatorrhée a porté son action sur
l'économie tout entière, mais elle a affecté
spécialement chez ce malade l'appareil digestif
qui était la partie la plus faible, la plus impressionnable et déjà antérieurement malade. Les
symptômes prédominants du côté des voies digestives ont empêché de reconnaître tout d'abord
la véritable nature de l'affection. Les observations du docteur Griffith sur la présence de l'albumine dans l'urine des tabescents nous ont été
d'un grand secours pour le diagnostic, en nous
engageant à persévérer dans nos recherches. Il faut
en effet, dès qu'on soupçonne l'existence des pertes
séminales, poursuivre ses recherches microscopiques avec persévérance ; car les pertes peuvent se
produire à des époques plus ou moins éloignées,
et l'on courrait grand risque de se tromper si l'on
se hâtait trop vite de porter son diagnostic.

Il y aurait certainement injustice dans le cas présent à ne pas accorder au perbromure de fer une large part dans la guérison. L'amélioration relativement assez rapide qui suivit son administration prouve en outre a puissance reconstituante de cet agent.

QUATRIÈME OBSERVATION.

Pollutions nocturnes traitées avec succès par le sesquibromure de fer.

M. B..., âgé de 28 ans, d'un tempérament nervoso-sanguin, d'une bonne constitution, est
employé depuis plusieurs années dans une mai-
son de commerce de Paris. A 19 ans, il a contracté
une blénnorrhagie, qui a guéri facilement et
sans laisser de trace. Depuis cette époque, il s'est
livré avec ardeur aux plaisirs vénériens, dont il
a un peu abusé ; il a usé également un peu trop
largement des liqueurs alcooliques.

En avril 1873, il a été affecté d'une broncho-
pneumonie; la convalescence a été fort longue,
et, comme il restait une affection catarrhale, qui
avait de la tendance à passer à l'état chronique,
son médecin l'engagea à quitter Paris et à revenir dans son pays. Après deux mois passés dans
sa famille, qui habite les environs de Rue, la
bronchite disparaît, mais il se manifeste de fréquentes pollutions nocturnes, qui affaiblissent
notablement le convalescent et qui retardent

son entier rétablissement. Il y a environ 16 à 18 mois que les pertes séminales involontaires se sont montrées pour la première fois. A cette époque, M. B... n'avait pas jugé devoir y faire attention, attendu que cet accident encore peu fréquent au début ne laissait après lui aucun malaise. Aujourd'hui il n'en est plus de même : la broncho-pneumonie ayant de son côté produit un notable changement dans l'état de santé général, les pollutions exercent une fâcheuse influence sur la constitution. Il attribue d'abord la recrudescence des pertes séminales involontaires à une continence forcée ; mais voyant les accidents persister et entraîner après eux une grande faiblesse, il se décide à demander un avis. Connaissant tout particulièrement M. Quarré, pharmacien à Rue, il vient le prier de lui donner un médicament pour arrêter ses pollutions nocturnes. Le pharmacien lui fait part des heureux effets obtenus dans ce cas par le perbromure de fer, et il l'engage à venir nous consulter afin d'être parfaitement renseigné sur les doses, le mode d'administration et le régime à suivre.

Nous voyons pour la première fois M. B... le 12 août 1874, et voici ce que nous constatons.

A part quelques gros ronchus qu'on entend dans la poitrine, la respiration se fait normalement dans toute l'étendue des poumons. Rien à noter du côté du cœur, malgré les palpitations dont il se plaint. L'appétit est médiocre, mais les digestions sont faciles.

Les parties génitales sont bien développées, le gland est de couleur rose pâle, le méat est rouge et un peu tuméfié, les testicules sont élastiques, non douloureux.

Prescription. — Trois pilules de perbromure de fer par jour, par série de deux jours on augmentera d'une pilule jusqu'à huit, on continuera cette dernière dose pendant un mois, pour diminuer ensuite d'une pilule tous les jours jusqu'à ce qu'on arrive à prendre deux pilules par jour, une avant le repas du soir et la seconde le soir avant de se mettre au lit, — bains de siége, — éviter le décubitus dorsal, — s'abstenir de café, de thé, de liqueurs, régime tonique.

24 septembre. — Les nuits sont généralement assez bonnes, les palpitations sont rares, les pollutions sont beaucoup moins fréquentes ; toutefois nous conseillons de continuer les pilules à la dose de six pilules par jour jusqu'aux derniers

jours d'octobre, époque où on les suspendra
pendant huit jours, pour les reprendre ensuite à
la dose de quatre par jour, et pour les continuer
au moins trois semaines.

Après un peu plus de deux mois de l'emploi
du perbromure de fer, les pollutions se montrent
très-rarement, les forces viriles reprennent leur
énergie. Le 4 janvier, nous voyons M. B... avant
son départ pour Paris; il y a environ six semaines
que le traitement a été suspendu et que les pollutions ont cessé.

Réflexions. — Le sesquibromure de fer a
déterminé une guérison solide et durable après
environ trois mois de son emploi ; l'efficacité de
cet agent thérapeutique ne saurait être mise en
doute, puisque dans le cas présent aucun autre
médicament n'avait été administré concurrem-
ment avec le sesquisel de fer.

CINQUIÈME OBSERVATION.

Gastralgie chronique. — Pollutions nocturnes par suite d'urétrites. — Traitement par le sesquibromure de fer. — Guérison.

Au mois de mars 1873, M. de Villepoix, pharmacien à Abbeville, nous adresse un nouveau malade, M. R..., commis voyageur, âgé de 29 ans, qui désire nous consulter au sujet d'une spermatorrhée de date déjà ancienne, compliquée d'une gastralgie ascescente dont il souffre beaucoup depuis longtemps.

Brun, d'un tempérament bilieux, d'une taille assez élevée, il a été affecté de plusieurs urétrites. C'est à la suite d'une dernière blénnorrhagie, contractée il y a environ quatre ans, qu'il a commencé à éprouver des pertes séminales involontaires. M. R... habite Lille, et les conditions hygiéniques dans lesquelles il se trouve ordinairement sont bonnes ; mais quand il voyage, ce qui arrive six à sept mois sur douze, il se fatigue beaucoup, et il se livre à des excès alcooliques et vénériens. Il a suivi plusieurs traitements, et se

souvient seulement avoir pris longtemps des granules de digitaline. Il a obtenu à différentes époques une certaine amélioration ; mais comme il
n'a jamais observé d'une manière régulière le
traitement. et le régime qui lui étaient prescrits,
la maladie n'a jamais été qu'enrayée dans son
cours, en ce moment il y a une recrudescence
notable de la gastralgie et des pertes séminales.
M. R... se plaint de céphalalgie, d'insomnie, de
palpitations, ainsi que d'une grande faiblesse.
Les forces viriles ont aussi perdu de leur énergie.
Depuis longtemps les digestions sont pénibles, et
il éprouve tous les accidents d'une dyspepsie ascescente chronique, qu'il atténue par un fréquent usage du café noir et par l'eau de Vichy
prise aux repas. La bouche est souvent amère et
pâteuse le matin, et la langue est recouverte d'un
léger enduit d'un blanc grisâtre, il existe souvent
de la constipation. Nous ne reconnaissons aucune
apparence de lésion organique ni aucune douleur
abdominale. Le foie est dans un état très-modéré
d'intumescence ; il n'est ni déformé, ni douloureux à la pression. Aucune apparence de désordre
ne se trouve à l'exploration des viscères thora-
ciques. M. R... est fort triste, il se tourmente

3.

beaucoup de son état de santé, et paraît tout à fait disposé à modifier sa manière de vivre, et même à renoncer pour quelques mois à voyager, afin de pouvoir s'occuper exclusivement de sa santé.

Les parties génitales sont bien développées, le scrotum est lisse, un peu pendant, les testicules sont mous, légèrement élastiques et sensibles à la pression, l'épididyme du côté gauche est légèrement tuméfié, et il existe de ce côté un peu de sensibilité qui se propage le long du cordon.

Nous avons donc à traiter ici une spermatorrhée compliquée de gastralgie. Nous croyons devoir chercher à modifier d'abord l'état des voies digestives avant de prescrire l'emploi des pilules de perbromure de fer, qui pourraient ne pas être supportées par l'estomac. Nous prescrivons donc de prendre tous les matins au réveil une grande tasse de lait chauffé à la température originelle, et additionné au moment de l'ingestion d'un gramme de phosphate de soude; vingt minutes avant les repas, deux cuillerées à bouche d'infusion de camomille, dans lesquelles on ajoutera une cuillerée à café d'un élixir antigastralgique composé d'espèces amères et aromatiques (cascarille, absinthe, gentiane, écorces d'oranges amères, camomille), additionné de 15 grammes de carbonate neutre de potasse chimiquement pur pour 250 grammes d'élixir. — 3 fois par semaine bains d'une heure préparés avec 250 grammes de sous-carbonate de soude et à la température de 30 degrés centigrades. On combattra la constipation avec la magnésie calcinée (8 grammes), préparée suivant la formule de M. Mialhe. On surveillera en outre avec soin le régime alimentaire. Nous recommandons l'usage des bouillons, des potages, des viandes grillées ou rôties, des œufs, du poisson, des végétaux frais cuits au jus et au beurre frais, nous proscrivons au contraire l'usage des ragoûts, des mets à l'huile et au vinaigre, des viandes et des poissons boucanés, que le malade aime beaucoup et dont il a abusé, et nous défendons l'usage du café, du thé et des liqueurs. La boisson aux repas sera de la bière bien fermentée, mêlée au quart avec de l'eau minérale de Vals (source précieuse).

Ce traitement scrupuleusement suivi pendant environ un mois ayant produit une notable amélioration du côté des voies digestives, nous conseillons alors d'avoir recours au perbromure de fer, en commençant par deux pilules par jour, et en augmentant successivement la dose tous les deux ou trois jours, mais sans jamais dépasser six pilules par jour.

Vers la fin de mai, nous recevons la visite de M. R... Le perbromure de fer est bien supporté par l'estomac, les symptômes dyspeptiques sont notablement améliorés, les palpitations diminuent et le sommeil tend à revenir ; quant aux pollutions, elles sont un peu moins fréquentes. Nous conseillons de réduire le nombre des pilules à quatre par jour pendant un mois, pour en interrompre l'emploi pendant huit jours et les continuer ensuite pendant deux mois à la dose de quatre par jour.

Dans le courant du mois de juillet, M. de Villepoix vient nous communiquer une lettre de notre malade, qui paraît assez satisfait de son état et du résultat obtenu. Les pollutions ne se montrent plus que rarement. — Nous engageons à continuer avec persévérance le traitement et le régime prescrit.

Nous revoyons notre malade le 25 août. Les pollutions nocturnes ont complétement cessé, l'appétit se soutient, mais il faut toujours suivre un régime sévère ; car le plus léger écart rap-

pelle la dyspepsie. Nous conseillons de suspendre
pendant dix à douze jours l'emploi des pilules,
pour les reprendre et les continuer encore pendant six semaines à deux mois à la dose de
quatre pilules par jour.

Réflexions. — Nous avons dû dans ce cas
traiter tout d'abord la gastralgie ; car la dyspepsie
était tellement prononcée, qu'on pouvait craindre
la non-tolérance des pilules de sesquibromure
par l'estomac, si l'on venait à les administrer au
début du traitement. — L'action du perbromure
de fer sur l'écoulement spermatique a encore été
très-nettement caractérisée dans cette circonstance.

SIXIÈME OBSERVATION.

Urétrites. — Rétrécissement du canal de l'urètre. — Pollutions nocturnes. — Traitement par la digitaline et l'hydrate de chloral. — Accidents cérébraux. — Oxalate de chaux dans les urines.'— Importance de la présence des cristaux d'oxalate de chaux dans l'urine au point de vue du diagnostic des pertes séminales involontaires. — Traitement par le sesquibromure de fer. — Guérison.

M. D..., âgé de trente-deux ans, doué d'une forte constitution et d'un tempérament nervoso-sanguin, a largement usé des plaisirs vénériens. A l'âge de vingt-trois ans, il a contracté une première blénnorrhagie qui s'est compliquée d'orchite. Quatre ans plus tard, il a été affecté d'une nouvelle blénnorrhagie, suivie d'un rétrécissement du canal de l'urètre qui nécessita un traitement long et douloureux. Depuis cette époque il éprouve quelquefois de la dysurie, et il est dans l'obligation d'avoir recours à la sonde. Les fatigues et les excès de table rappellent de temps en temps un ancien écoulement urétral.

Dix-huit mois environ après avoir été guéri de sa dernière blénnorrhagie, il éprouva de fréquentes pollutions nocturnes. Il consulta alors à Caen, où il est employé dans une administration, M. le docteur Delangle, qui lui prescrivit des bains, des granules de digitaline, de l'hydrate de chloral et un régime approprié. Les pollutions cessèrent, mais elles se reproduisirent quelques mois après. M. D... se soumit de nouveau au même traitement; les pertes séminales s'éloignant et des douleurs de tête venant à se manifester, il cessa le traitement du médecin de Caen, pour ne s'occuper que de la céphalalgie.

Au commencement de l'année 1873, les maux de tête deviennent plus violents, et le travail de cabinet les augmente notablement. Ces douleurs ayant été considérées comme essentiellement nerveuses, furent traitées par le sulfate de quinine et des révulsifs. Cette médication n'ayant pas eu tout le succès qu'on espérait, M. D... sollicita un congé et vint passer un mois au bord de la mer pour suivre un traitement hydrothérapique. Un mieux sensible se manifesta, et les derniers mois de l'année se passèrent dans un calme relatif. Les douleurs de tête n'avaient pas complétement disparu, mais elles étaient beaucoup moins fortes et moins fréquentes.

Vers la fin de février 1874, la céphalalgie reparut avec plus d'intensité, et, dans le courant du mois de mars de la même année, il fut pris un matin de vertiges et d'étourdissement, et il serait tombé s'il n'avait pu prendre un point d'appui sur un meuble qui se trouvait à sa portée. On fit appliquer des sangsues à l'anus, des sinapismes aux membres, et on administra des purgatifs. Le malade voyant la céphalalgie persister, les vertiges se reproduire de temps en temps, et ressentant en outre des engourdissements et de la lourdeur dans les membres inférieurs, se croit menacé d'une affection des centres nerveux ; il sollicite de nouveau un congé de six mois, afin de se reposer, et aussi afin de pouvoir se soumettre à l'hydrothérapie marine, qui l'année dernière lui avait procuré un notable soulagement.

M. D... vient nous consulter le 4 septembre 1874. Deux mois ont été passés au bord de la mer, et un traitement hydrothérapique a été régulièrement suivi, sans amener cette fois une amélioration bien sensible. La vue baisse beaucoup depuis quelques mois et l'ouïe est devenue un peu dure ; nous nous apercevons de cette infirmité, car le malade nous fait répéter plusieurs fois

les mêmes questions. Les poumons et le cœur
sont parfaitement sains ; quant aux fonctions
digestives, elles s'exécutent toujours d'une manière régulière.

L'existence antérieure de pollutions nocturnes
précédées d'urétrites, le rétrécissement du canal
de l'urètre, la faiblesse musculaire, l'irrégula-
rité des accidents observés, l'inutilité ou du
moins le peu d'efficacité des traitements ration-
nels employés, nous font penser que nous pour-
rions bien avoir affaire ici à des accidents
occasionnés par des pertes séminales involontaires. Lallemand a fait en effet observer avec
raison que, quand des symptômes inflammatoires
se sont produits pendant un certain temps sur
tout le trajet de l'appareil spermatique depuis
l'urètre jusqu'au testicule, il peut rester dans
quelques points, dans les vésicules séminales
par exemple, un état inflammatoire chronique,
un certain degré d'irritation qui ne s'est pas complétement dissipé, ou bien encore une susceptibilité particulière, qui prédispose ces organes à
entrer en action sous l'influence de la plus
légère cause, sans orgasme et sans érection, de
manière à produire des pollutions diurnes sans

que le malade en ait conscience. Ce qui tend encore à nous faire croire à l'existence des pertes séminales, c'est que, depuis dix-huit mois, les forces viriles ont considérablement perdu de leur vigueur, et que les désirs vénériens sont beaucoup moins impérieux. Quant aux rapports sexuels, ils ont lieu, mais nous apprenons que l'éjaculation se produit presque immédiatement après l'intromission.

La verge est très-développée, la peau du prépuce est très-allongée, le scrotum est lisse, les testicules sont un peu mous et indolents ; — il existe une légère douleur le long du canal, elle est un peu plus vive vers la région prostatique ; la prostate est un peu tuméfiée et sensible à la pression.

Pour arriver à établir notre diagnostic avec certitude, nous avons à examiner avec le plus grand soin les urines, ainsi que la nature du liquide qui s'écoule de temps en temps du canal de l'urètre. Les urines examinées au moment de l'émission sont claires et limpides, légèrement acides, de couleur foncée, d'une densité égale à 1024 ; elles se troublent beaucoup par le refroidissement, et donnent après plusieurs heures

de repos un sédiment abondant de couleur rous-
sâtre. L'examen microscopique ne nous fait pas
découvrir de zoospermes, mais nous constatons
dans le sédiment des globules de mucus,
quelques globules de pus, une matière grenue et
amorphe, et de nombreux cristaux octaédriques,
à base carrée, d'oxalate de chaux, disposés de
manière à simuler des enveloppes de lettre, forme
cristalline qui permet de reconnaître ce sel avec
la plus grande facilité.

L'existence de l'oxalate de chaux dans les
urines a été signalée par M. Donné comme un
caractère des urines spermatiques. « ... Sans
« pouvoir m'expliquer positivement ce fait, dit
« M. Donné, sans savoir s'il tient à ce que l'acide
« oxalique fait partie de la liqueur séminale (les
« analyses chimiques n'en font point mention)
« ou bien s'il dépend d'une irritation sym-
« pathique des organes sécréteurs de l'urine,
« toujours est-il que ce fait est à peu près cons-
« tant, et il a été vérifié par M. Rayer comme par
« moi-même depuis que je l'ai fait connaître (1).»

1. *Cours de microscopie complémentaire des études médicales,* onzième leçon des pertes séminales. Paris, 1844,
page 322.

La présence de l'oxalate de chaux dans l'urine tendant à confirmer notre opinion, nous examinons au microscope le liquide provenant de l'écoulement urétral. Nous soumettons plusieurs taches de la chemise à la macération dans une petite quantité d'eau distillée, nous décantons la liqueur, et nous portons une petite portion de résidu sous le champ du microscope. Nous ne trouvons que des globules de mucus mêlés à quelques globules de pus, mais aucune trace de spermatozoïde. Nous recommandons alors au malade de fractionner la miction, et de nous conserver les derniers jets d'urine dans des verres à champagne, de manière à favoriser la précipitation des corps qui pourraient être tenus en suspension. Après plusieurs jours d'infructueuses recherches, nous finissons par trouver des zoospermes. C'est après une nuit agitée, mais toutefois sans trace extérieure de perte séminale, sans manifestation d'érection ou d'ardeur vénérienne, que la présence des animalcules spermatiques a été constatée dans l'urine rendue le matin. Non content de cette découverte, nous continuons nos recherches, et nous ne tardons pas à constater de nouveau à peu de jours d'in-

tervalle, après quelques excès de table, la présence de nombreux zoospermes dans les urines
de la nuit et du matin.

Nous voilà donc éclairé sur la cause première
de tous les accidents observés chez M. D..., il y a
tout lieu de penser que ces pertes se produisent
ainsi depuis longtemps déjà, et que c'est à la
persistance de ces accidents qu'il faut attribuer
le peu d'efficacité des remèdes jusqu'alors employés contre la céphalalgie.

Nous commençons par nous occuper de traiter
le rétrécissement. Dès que le cours des urines
se trouve bien rétabli, nous administrons trois
pilules de sesquibromure de fer par jour; et nous
élevons progressivement la dose jusqu'à six
pilules. Nous prescrivons en outre des bains de
siége et des lavements frais. Une amélioration
appréciable ne se montre qu'au commencement
du second mois et ce n'est qu'après cinq mois de
traitement que notre malade a pu reprendre
ses travaux. La céphalalgie ne se manifeste plus,
il existe encore quelquefois vers le soir un peu
de pesanteur de tête, qui disparaît avec le repos
de la nuit. Les vertiges et les engourdissements
ont cessé, les nuits sont meilleures, et les fonctions

digestives s'exercent d'une manière satisfaisante,
l'appétit vénérien s'est réveillé, et l'acte a pu
s'accomplir dans de meilleures conditions.

Nous conseillons de continuer encore pendant
deux ou trois mois l'usage des pilules à la dose
de quatre par jour ; nous avons eu depuis cette
époque très-souvent des nouvelles de notre
malade, il a repris ses travaux, et il continue à
jouir d'une bonne santé.

Réflexions. — On comprend très-bien pourquoi
dans l'observation ci-dessus les pollutions ont pu
rester longtemps inaperçues. Le malade se trouvant affecté d'un rétrécissement du canal de l'u-
rètre, la liqueur séminale était retenue derrière le
rétrécissement après chaque pollution et ne pouvait s'écouler au dehors qu'au moment de la miction. Dans cette circonstance, le microscope nous
a été fort utile. La présence de cristaux d'oxalate
de chaux nous a engagé à persévérer dans nos recherches, nous avons fini par découvrir des zoospermes et par arriver à établir notre diagnostic.

Cette observation nous paraît remarquable par
le caractère insidieux de l'affection et par la
promptitude relative de la guérison après l'emploi du sesquibromure de fer.

Lallemand a souvent insisté sur des faits de ce genre, qui sont suivant lui beaucoup moins rares qu'on ne le pense généralement. Hoffmann(1) a signalé le premier, il y a fort longtemps déjà, chez les personnes affectées de spermatorrhée, l'existence de congestions cérébrales, qu'il appelait pour cette raison des *apoplexies spasmodiques.*

1. *De morbis ex nimia venere.*

SEPTIÈME OBSERVATION

Pollutions nocturnes observées après une fièvre muqueuse.
— Traitement par le sesquibromure de fer. — Guérison.

M. C... âgé de vingt et un ans, blond, d'un
tempérament lymphatique très-prononcé, a eu
dans son enfance la rougeole et la scarlatine. En
1874, il a été affecté d'une fièvre muqueuse, qui
a suivi son cours sans complications ni accidents
graves ; néanmoins, la convalescence a été très-
longue. Malgré le séjour à la campagne, malgré
un régime fortifiant, malgré l'emploi du quinquina et des ferrugineux, les forces ne reviennent
qu'avec lenteur. Ce jeune homme, ordinairement
d'un caractère gai et enjoué, était devenu triste
et morose; et se préoccupait sans cesse de sa santé,
tout en affectant toutefois de n'en jamais parler.
Vers la fin d'avril 1875, il vient nous consulter
à l'insu de sa famille, dont nous sommes le médecin, parce que depuis quelque temps il a une
grande disposition à s'enrhumer, et comme il
tousse souvent, il se croit menacé de phthisie
pulmonaire. La sonorité est normale et égale au

sommet des deux poumons et dans toute l'étendue
de la poitrine, on trouve à l'auscultation des râles
sonores et humides. L'examen du cœur nous
révèle l'existence d'un léger bruit de souffle au
premier temps. Ce souffle, qui se propage dans les
carotides, dépend de l'état anémique du sujet.
Nous nous empressons de rassurer M. C... en lui
affirmant de la manière la plus positive que la
toux est occasionnée par une simple bronchite,
dont la ténacité s'explique par l'état de faiblesse
où il se trouve. Rien de particulier à noter du
côté des voies digestives, dont les fonctions se
font d'une manière à peu près régulière. M. C...
se plaint en outre de dormir peu et de ressentir
le matin une espèce de tremblement dans les
membres supérieurs, qui l'empêche d'écrire. Ce
tremblement nerveux se dissipe au reste dans le
milieu du jour. Pendant le cours de sa fièvre
muqueuse et pendant sa convalescence, il a eu de
nombreuses et d'abondantes pollutions nocturnes,
qui se manifestent encore aujourd'hui une ou
deux fois par semaine, quelquefois même plus
fréquemment. Les pertes séminales involontaires
ont lieu le plus souvent sans que le malade en
soit averti. La preuve que l'écoulement sperma-

4

tique se produit à l'insu du malade dans l'état
de flaccidité de la verge, c'est que plusieurs fois
au réveil M. C... trouve une notable quantité
de sperme entre le prépuce et le gland, sans en
avoir été averti la nuit par une sensation quelconque.

Les organes génitaux sont assez développés; le
méat urinaire est très-large et entr'ouvert ;
quant aux testicules, ils sont un peu mous et indolents.

Nous conseillons pour combattre la bronchite
l'application d'un emplâtre thapsia, et l'emploi
soir et matin du sirop de lactucarium morphiné
dans une infusion. Nous prescrivons en outre des
pilules de sesquibromure de fer contre la spermatorrhée. On commencera par prendre 2 pilules
par jour, et on élèvera tous les deux jours la
dose, jusqu'à ce qu'on arrive à huit pilules par
jour, qu'on devra alors continuer au moins pendant un mois.

Le malade reste soumis quatre mois à l'usage
du perbromure de fer, en variant la quantité des
pilules, tantôt pour en élever progressivement la
dose, tantôt au contraire pour la diminuer graduellement ; tantôt enfin pour en suspendre

l'emploi pendant quelques jours afin de laisser reposer l'estomac. Sous l'influence de ce traitement, les pollutions s'éloignent et finissent par disparaître. Les forces reviennent, à la grande satisfaction du malade, dont les idées tristes tendent à se modifier notablement. Se considérant comme guéri et en état de voyager, il s'absente pendant six semaines, et, au retour, nous constatons que son état est de plus en plus satisfaisant. Nous conseillons de ne pas cesser le bromure de fer, mais d'en faire encore usage pendant six semaines ou deux mois environ à la dose de quatre pilules par jour.

Réflexions. — Les pertes séminales involontaires, qui s'étaient produites pendant le cours de la fièvre muqueuse, et qui continuaient à se manifester pendant la convalescence, s'opposaient au rétablissement du malade en contribuant à déterminer un grand affaiblissement. L'organisme ainsi débilité avait fini à son tour par exercer une fâcheuse influence sur le moral de ce jeune homme et par le disposer à l'hypocondrie. Le sesquibromure de fer a encore agi d'une manière efficace, et, après quelques mois de son emploi, il a fini par reconstituer l'organisme

et par déterminer une guérison solide et durable.
Nous avons eu depuis cette époque de fréquentes
occasions de revoir M. C..., et nous avons pu constater qu'il continuait à jouir d'une excellente
santé.

CONCLUSION.

—

Les observations ci-dessus nous paraissent établir d'une manière évidente l'efficacité du sesquibromure de fer dans le traitement de la spermatorrhée sans lésion appréciable des voies urinaires. Ces lésions sont au reste beaucoup moins fréquentes que certains auteurs l'ont prétendu.

Civiale (1), qui avait voulu rattacher tous les cas de pertes séminales involontaires à une maladie des vésicules séminales, a été obligé de reconnaître plus tard « la difficulté et même l'impossibilité de constater pendant la vie les désordres qui siégent dans la portion prostatique de l'appareil

1. *Traité pratique sur les maladies des organes génito-urinaires*. Paris, 1841, t. III, chap. II, p. 127.

génito-urinaire ». Les faits que Civiale a rencon-
trés, joints aux travaux antérieurs sur cette affection, démontrent au contraire qu'il y a le plus
souvent un simple dérangement de l'appareil séminal, sans altération profonde des tissus. Vidal
de Cassis (1) partage entièrement cette manière
de voir. Les guérisons obtenues par l'emploi du
perbromure de fer dans les cas de spermatorrhée
ancienne tendraient également à démontrer l'absence de lésion anatomique des vésicules séminales et des canaux éjaculateurs.

Nous sommes loin de rejeter les notions d'anatomie pathologique que nous possédons déjà sur
la spermatorrhée ; mais il faut seulement leur
accorder le degré d'importance qu'elles méritent,
et les faire servir à l'explication des cas où la
marche des phénomènes morbides ne peut être
que présumée d'après les accidents qui se pré-
sentent.

Si l'on passe en revue les effets de la spermatorrhée sur tous les organes de l'économie, on
remarque qu'ils varient d'un sujet à l'autre sui-

1. *Traité de pathologie externe etc.*, chap. 33. *Maladies
des vésicules séminales*, t. 5 ; page 409. Paris 1846.

vant la prédisposition individuelle, mais qu'en
définitive, malgré leur nombre et leur variété, ils
portent tous le double cachet d'une diminution
dans l'énergie des fonctions et d'une augmenta-
tion de la susceptibilité nerveuse des organes.
Il y a donc dans ces circonstances deux indications bien précises à remplir, reconstituer l'organisme à l'aide d'un agent thérapeutique susceptible d'augmenter l'énergie des organes en
favorisant leur réparation sans augmenter leur
irritation, et calmer en même temps leur susceptibilité sans les affaiblir. Nous avons trouvé dans
l'heureuse association du brome, cet agent séda-
tif du système nerveux, avec le fer, cette base de
la médication analeptique et reconstituante, le
médicament qui répond à ces indications.

Dans le petit nombre de faits que nous avons
été à même d'observer, nous n'avons pu rencon-
trer les nombreuses causes spéciales qui ont été
signalées par Lallemand, et qui doivent être com-
battues par des moyens spéciaux avant de re-
courir au traitement qui s'adresse directement
à la maladie. Le savant professeur de Montpellier ne procédait à l'emploi de la cautérisation
qu'après avoir fait disparaître toutes les compli-

cations. Pour nous conformer à ce sage précepte, nous avons traité tout d'abord chez deux de nos malades (*Obs*. III, *obs*. VI) le rétrécissement du canal de l'urètre, avant d'entreprendre le traitement de la spermatorrhée par le sesquibromure de fer.

L'action du sesquibromure de fer est de même nature que celle des ferrugineux en général.

Ce sesquisel contient la cinquième partie de son poids de fer : il est donc plus riche en fer que l'iodure, qui n'en renferme que la sixième partie.

Sa grande solubilité le rend facilement assimilable sans le concours des sucs gastriques, et par conséquent sans fatigue pour l'estomac. Dans aucun cas il n'a déterminé de dyspepsie, il a toujours été facilement supporté, même par des estomacs délicats (*obs. III, obs. V*).

Introduit dans l'estomac, cet agent exerce une action tonique et astringente sur la muqueuse des voies digestives, et se trouve absorbé dans les meilleures conditions pour réagir sur le liquide sanguin.

La constipation qui accompagne la spermatorrhée et l'état anémique ne nous a pas paru être notablement augmentée par l'emploi du ses-

quibromure de fer. Nous avons dû quelquefois
avoir recours aux évacuants au début du traitement; mais plus tard, malgré l'emploi de ce médicament, qui a été continué pendant plusieurs
mois, nous avons été rarement dans l'obligation
d'employer les laxatifs.

Le sesquibromure de fer contient les quatre
cinquièmes de son poids de brome; ce métalloïde,
qui se transforme dans l'économie à l'état de
bromure de sodium, exerce une action sédative
et anaphrodisiaque sur le système nerveux en
général, et sur les muqueuses urinaires et génitales en particulier.

L'amélioration qui suit l'administration du
perbromure de fer ne se manifeste pas tout de
suite, de manière à suspendre immédiatement la
sécrétion spermatique ; l'amélioration appréciable
ne se produit que lentement ; mais une fois
que les pertes commencent à diminuer on peut
considérer la convalescence comme commençant
à s'établir.

La première amélioration sensible a été, dans
plusieurs cas, la diminution de la fréquence des
palpitations et le retour du sommeil. Cet agent
thérapeutique semblerait donc exercer une ac-

tion hypnotique, et une action sédative sur la circulation.

L'action sédative et hypnotique du sesquibromure de fer ne peut être exclusivement attribuée au métalloïde, quand on songe aux doses massives de bromure alcalin nécessaires pour produire le sommeil, et lorsqu'on se rappelle d'autre part que la dose maximum du sesquisel administré dans les vingt-quatre heures ne s'élevait qu'à 0,40 centigrammes, ce qui représente 0,32 centigrammes de brome, soit environ le double de bromure alcalin. Mais il ne faut pas oublier qu'il résulte des observations cliniques et expérimentales de MM. Pétrequin, Socquet et Barudel, que l'action du fer n'est pas seulement hémoplastique et névrosthénique, mais qu'elle se traduit aussi par une sédation générale de la circulation. Cette modification salutaire mérite dans ce cas d'être sérieusement prisée ; on serait alors fondé à accorder au fer une certaine part d'action sédative sur le système nerveux, dont la narcose se trouverait facilement complétée par l'intervention directe d'un léger stupéfiant, tel qu'une faible dose de brome ou d'acide bromhydrique, lorsque le dédoublement chimique du sesquibromure de fer vient à s'opérer dans l'intérieur de l'organisme pour donner naissance à l'albuminate de fer et au bromure de sodium.

La spermatorrhée agit comme la chlorose chez les femmes ; c'est une cause très-débilitante et devant par conséquent produire un état d'anémie qui demande du temps et un assez long traitement reconstituant par les ferrugineux. Après la cessation des pertes, nous avons dû continuer encore pendant plusieurs semaines l'emploi du bromure de fer, afin d'éviter les rechutes. Cette affection, de nature *essentiellement chronique*, réclame, suivant la juste expression de Trousseau, une *thérapeutique chronique*.

Le perbromure de fer a toujours été administré sous forme pilulaire. Nos pilules renfermaient chacune 5 centigrammes de sesquibromure, et étaient données au début du traitement à la dose de 2 ou 3 pilules par jour ; par chaque série de trois jours, nous augmentions d'une pilule jusqu'à concurrence de six à huit par jour. Cette dernière dose était continuée pendant un mois environ, puis elle était diminuée graduellement, et enfin les pilules étaient suspendues pendant huit jours pour laisser reposer l'estomac, on les reprenait ensuite en suivant le même mode d'administration pour les continuer plus ou moins longtemps, suivant la gravité de l'affection et l'état de débilité de l'organisme.

Il serait à désirer que le perbromure de fer répondît aux espérances que nous avons conçues d'après nos propres observations, car il s'en faut de beaucoup que la cautérisation de la région prostatique et que les différents agents thérapeutiques préconisés jusqu'alors contre la spermatorrhée aient un succès constant ; et, lors même qu'ils réussissent, les cures qu'ils amènent ne sont pas toujours de longue durée.

En résumé, le sesquibromure de fer nous paraît le meilleur médicament à opposer aux pertes séminales involontaires. Nous ne regardons pas toutefois cet agent thérapeutique comme un médicament spécifique, nous le considérons à un point de vue plus général comme le meilleur reconstituant susceptible d'exercer une action sédative sur le système nerveux, tout en modifiant rapidement l'économie toutes les fois que celle-ci se trouvera débilitée par n'importe quelle cause. Nous avons eu en effet très-souvent occasion d'employer les pilules de sesquibromure de fer dans la chlorose et l'anémie, et nous avons toujours eu à nous louer des résultats obtenus. Notre confrère et ami M. le docteur Delplanque, chirurgien en chef de l'hôpital de Montreuil-sur-Mer, un des praticiens les plus distingués du Pas-de-Calais, nous ayant souvent entendu vanter les bons effets de cette préparation martiale, en a fait depuis plusieurs années un très-fréquent usage contre la chlorose et l'anémie. Il a eu également occasion de l'employer avec succès chez certains malades qu'il soupçonnait affectés de spermatorrhée ; mais comme il n'a pas cherché à en acquérir la preuve à l'aide du microscope, nous ne pouvons publier ses observations.

Enfin nous dirons en terminant, que ce médicament mieux connu nous paraît appelé à rendre d'importants services en thérapeutique.

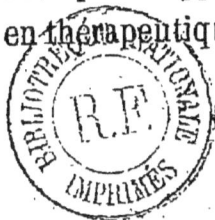

277. — ABBEVILLE. — TYP. ET STÉR. GUSTAVE RETAUX.

Essai sur l'historique, l'anatomie pathologique et le traitement
des hémorrhagies intra-crâniennes, sans altération de l'encé-
phale. — Paris, 1849.

De l'empoisonnement par les acides et des lésions consécutives
à ces empoisonnements. — Paris, 1851.

Mémoire sur la rougeole, *ouvrage honoré d'une médaille d'ar-*
gent par l'Académie de médecine de Paris (extrait du
tome XXI des Mémoires de l'Académie). — Paris, 1856.

Topographie physique et médicale de la ville d'Abbeville,
ouvrage honoré d'une médaille d'or par la Société médicale
d'Amiens (extrait des Mémoires de la Société médicale d'A-
miens). — Amiens, 1857.

Mémoire sur la falsification du lait. — Amiens, 1859.

Mémoire sur l'empoisonnement par les allumettes chimiques
au phosphore blanc (extrait des Mémoires de la Société
nationale d'Emulation d'Abbeville). — Abbeville, 1861.

Histoire météorologique d'Abbeville, suivie de quelques
considérations sur les maladies épidémiques (extrait des
Mémoires de la Société nationale d'Emulation d'Abbeville).
— Abbeville, 1864.

Analyse chimique des eaux potables de la ville d'Abbeville,
ouvrage honoré d'une médaille d'argent par Son Exc. M. le
Ministre de l'Agriculture, sur la proposition du Comité
consultatif d'hygiène publique de Paris (extrait du tome IX
des Travaux des Conseils d'hygiène du département de la
Somme). — Amiens, 1865.

Recherches sur les eaux de l'arrondissement d'Abbeville, précédées de quelques considérations sur les maladies observées
dans ce pays, *ouvrage honoré d'une médaille d'or* par Son Exc.
M. le ministre de l'Agriculture, sur la proposition du Comité
consultatif d'hygiène publique de Paris (extrait des Travaux
des Conseils d'hygiène publique de la Somme).—Amiens, 1868.

276. — Abbeville. — Typ. et ster. Gustave Retaux.

www.ingramcontent.com/pod-product-compliance
Lightning Source LLC
Chambersburg PA
CBHW050556210326
41521CB00008B/997